東大の微生物博士が教える

便秘・下痢は1日で治る！

小柳津広志
東京大学名誉教授
株式会社ニュートリサポート
代表取締役

自由国民社

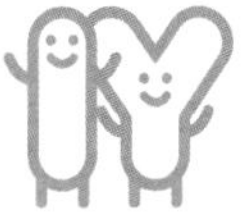

はじめに

私が病気を治す方法を開発する理由

読者のみなさんは不思議に感じるかもしれませんが、現在の医学では治せない病気がたくさんあります。

たとえば、「花粉症」などのアレルギーはほとんどの人が持っています。

しかし、短期間で治す根本的治療法はありません。

「アレルギー」について、私は、２０２０年に『花粉症は１日で治る！』（自由国民社）を出版して、根本的かつ即効性のある治療法を提案しました。

そこで提案した「酪酸菌《らくさんきん》」を増やしてアレルギーを改善する方法は、現在多くの医師も推奨するようになっています。

もちろん、この方法は治療法として国から認められたものではありませんので、医師は推奨するだけで自分で行うわけではありません。

実は、「便秘」と「下痢」も根本的治療法はないのです。

本書では便秘と下痢について根本的治療法を紹介します。

もちろん、これも食品を用いた治療ですから、病院で医師が行う種類の治療ではありません。医学の治療法として認められることのない方法です。

「水虫」「ニキビ」「頭皮湿疹」も現在の医学では治せない症状ですが、本書ではこれらの根本的改善法も紹介します。

これも食品を用いるため、医学の治療法として使用されることのない方法です。

精神疾患も医学では治せません。

対症療法に終始して根本治療とは程遠い状況となっています。

「統合失調症」「双極性障害」は脳の機能不全が原因ですので、根本的治療法がないのはしかたありません。

しかし、炎症が原因で起こる炎症性精神疾患である「うつ病」「パニック症」「不安障害」「自律神経失調症」などは、炎症を抑えることができれば簡単に治る病気です。

ところが、医学には慢性的な炎症を抑える方法がないのです。

老化も全身の慢性炎症が原因で進行します。

「がん」もまた、慢性炎症が原因で発生し、成長します。

「認知症」も血管の慢性炎症を抑えることができれば、劇的に進行を抑えることができます。

医学では老化を遅らせることもできません。

がんの予防もできません。

さらに、認知症の予防もできないのです。

もう一度言います。医学は「慢性炎症」を抑える方法を開発できていないのです。

それでは、中医学はどうでしょうか？

実は、ある中医学の先生が、私の開発した酪酸菌を増やす食品を、利用するようになりました。

その方は、漢方では自身のアレルギーを治すことができなかったと言っていました。

中医学でも慢性炎症を抑える方法はないのです。

西洋医学も中医学も、普段私たちが摂取することのない、特別な方法でつくった薬剤を使います。これに対して、私は、普段食べているごくありふれた食品を用いて、病気を治す方法を、徹底的に解明してきたのです。

すると、そこには宝の山がありました。

ありふれた食品がアレルギーを治し、便秘と下痢を治し、水虫、ニキビ、頭皮湿疹を治し、炎症性精神疾患も治し、がん、認知症を予防することが分かったのです。

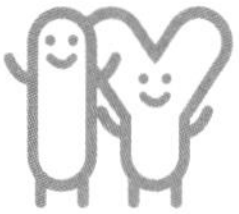

病院では便秘も下痢も治してくれない

「キング・オブ・ロックンロール」と呼ばれるエルヴィス・プレスリー。

レコードやＣＤの売り上げは5億枚以上で、史上最も成功したソロアーティストといわれています。

その甘い歌声や妖艶ともいえる腰つきに、当時は多くの人が魅了されました。

１９７７年、42歳という若さで亡くなったスターの死因は、不整脈と公式には発表されていますが、本当の死因をご存じですか？

実は、便秘だったのです。

一説によると彼は便秘に悩んでおり、何度も何度もトイレに行ってはイキんでいたことが、心臓発作の遠因となったとされています。

「早く病院に行って治療してもらえば、もう少し長く活躍できたのに」と思う方もいるかもしれません。

しかし、残念なことに「**病院では便秘は治せない**」のです。

衝撃を受ける方も大勢いらっしゃると思いますが、これは事実なのです。


医学的な便秘の定義は、正確には存在していません。

日本消化器病学会の関連研究会である「慢性便秘の診断・治療研究会」が慢性便秘症診療ガイドラインを発表したのが、２０１７年のこと。

これが、日本初の便秘の診療ガイドラインです。

たった7年前まで、そういった指針すらありませんでした。

便秘症において、まったく医学的なアプローチができていなかったのです。


これは、下痢も同じです。

病院では、症状に合わせて対症療法はしてくれても、根本的な治療はできません。

おそろしいことに、下痢の原因を精神的なものと断言している医者がほとんどです。

その際、「受験生がストレスで下痢になる」ことが実例として出されますが、これはストレスではなく、大腸で病原性細菌が増える食べ物を朝食でたくさん食べてしまうためです。

仮にストレスを感じていたなら、交感神経が優位になっているはずです。

本来、交感神経が優位になると、腸は動かずに便秘症状が起こります。

つまり、ストレスで下痢が起こるというのは矛盾しているのです。

このように、**便秘や下痢について何も分かっていないのが医学の実情**なのです。

そもそも便秘で病院を選ぶとして、何科に行けばいいか、お分かりでしょうか？

外科ではないことは分かるとして、ひとまず内科で診てもらえばいいのか？

やっぱりお腹のことだから胃腸科に直接行けばいいのか？

結論としては、どの先生に診てもらっても同じです。

ひとまず薬を処方してくれるだけです。

「薬を出してくれて、症状が和らぐならいいじゃないか」と思うかもしれません。

しかし、そこに落とし穴があるのです。

医師は職業的な使命感から、苦しんでいる人を前にすると、何とか治そうとします。すると、便を出すために刺激性の下剤を処方することが多いのです。

薬を飲んでしばらくの間は症状が和らぐかもしれませんが、根本的な解決にはなりません。

しかも、その薬を何度も何度も飲んでいると、症状が和らぐどころか、どんどん悪化し、確実に症状は悪くなっていきます。

やはり、病院では、便秘や下痢は治らないのです。

では、あきらめるしかないのでしょうか？

いいえ、安心してください。

便秘も下痢も治すことができます。

本書で紹介する方法を実践すれば、トイレを気にしない明るい毎日が待っています。

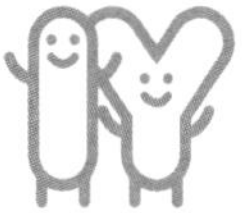

下痢を治す画期的な方法の発見

少し衝撃的な話ですが、赤ちゃんや乳幼児は下痢で亡くなることがあります。

下痢で人が死ぬというと「本当？」と、ちょっと疑ってしまうかもしれません。

しかし、ＷＨＯ（世界保健機関）が２０１７年に発表したファクトシートによれば、５歳未満の死亡原因の第2位が下痢なのです。

アフリカなどの開発途上国が中心になりますが、年間52万人以上の子どもが下痢によって、脱水症状や体液の喪失、栄養失調などを起こして亡くなっています。


では、みなさんに下痢を治すための答えを、いきなりお教えします。

それは、「**ミルクオリゴ糖**」です。


赤ちゃんの腸内環境が整っていく過程を見てみると、さまざまなことが分かります。

赤ちゃんが生まれるために通ってくる産道は大腸菌だらけです。生まれてくる過程でその大腸菌が赤ちゃんの口に入ります。そうして、腸内細菌活動の第一歩が始まるのです。この過程は、万国共通どころかすべての哺乳類で共通のものです。

次に、赤ちゃんが口にするものは母乳です。母乳を飲み始めるとすぐにビフィズス菌が増え始め、数日たつと赤ちゃんの腸内の90％以上をビフィズス菌が占めます。**ビフィズス菌は乳酸と酢酸をつくり、腸内の環境を酸性にし、病原性細菌の侵入を防ぐ役割をしています。**

ビフィズス菌が増えるのは、母乳の中にオリゴ糖が多く含まれているため。ビフィズス菌はほかの細菌と比べて、すばやくオリゴ糖をエサとすることができるので、どんどん腸内で優位を占めていきます。

この母乳に含まれているオリゴ糖の総称が、「ミルクオリゴ糖」です。

ミルクオリゴ糖がビフィズス菌を増やして、赤ちゃんのお腹を守ります。

こうしたミルクオリゴ糖の役割は赤ちゃんのみならず、大人にも同じ効果を示します。

ただし、大人は赤ちゃんのように母乳で栄養をとるわけにはいきません。

ミルクオリゴ糖の摂取自体が少なくなるのと、さまざまなものを食べているので、ビフィズス菌が増えるのに時間がかかってしまうのです。

最近の研究では、ミルクオリゴ糖の力が注目されており、飲み物や粉末状などのものが売られています。

これらの商品を購入するなどして、意識的にミルクオリゴ糖を摂ることをおすすめします。なぜなら、ミルクオリゴ糖は牛乳にすら少量しか入っていないため、日常の食生活では、ほとんど摂取することができないからです。

ビフィズス菌を増やして腸内環境を整えることで、下痢を劇的に治すことができるのです。

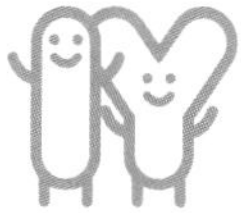

「病気にならない生き方」を多くの人に伝えたい

便秘や下痢に悩まされるのは、歴史上の偉人たちも例外ではありません。

江戸幕府を開いた徳川家康が、三方ヶ原《みかたがはら》の戦いで大便を漏らしながら浜松城に逃げ帰った話は有名ですね。

西郷隆盛も下痢に悩まされていたそうです。

「日に50回も便所に駆け込むことになって非常につらい」

と友人に手紙まで書いていたそうです。

「便秘・下痢は人間の歴史の裏側とともにある」といっても過言ではないのです。

読者のみなさま、はじめまして。小柳津広志《おやいづひろし》と申します。

まずは、自己紹介をさせてください。

私は「東京大学名誉教授」という肩書きで紹介されることが多いのですが、最も知っていただきたいのは、「微生物博士＝微生物学を専門にしている研究者」だということです。腸内微生物と微生物系統進化の分野では、論文が高い評価を受け、世界の教授たちとさまざまな議論を交わしています。

２０１６年に東大の教授職を退職したのち、２０１７年3月に神奈川県横須賀市に高齢者を対象とした減塩レストラン「カフェ５００」をオープンしました。

お店を開いたきっかけは、

「病気知らずで生きることの大切さを私なりに伝えたい」

という思いに駆られたためです。誰もが病気にはなりたくありませんよね。人生を楽しむ第一条件は、やはり健康です。

私は料理研究家としてレシピ本も出版していましたので、東京大学の中では変人として有名な教授でした。日本テレビ『世界一受けたい授業』のほか、多数のメディアにも出演させていただきました。

これまでの研究と経験から、フラクトオリゴ糖類が大腸の酪酸菌を増やし、健康増進に絶大な効果を発揮することは分かっていました。

そこで、摂取をお客さんにすすめたところ、**多くの人の花粉症・喘息・皮膚のかゆみなどのアレルギーが改善したのです。**

腸内環境を整える最適な方法は、酪酸菌を増やすことです。

酪酸菌が増えるとまず体温が上がります。

人間は体温が1℃上がると、免疫力が33％アップするといわれています。

そのほかにも、血管が若返ったり、がんを発生しにくくするなど、あらゆる病気に対してよい影響が現れてきます。

本書では、私のこれまで実施した、お客さんに対する「人体実験の結果」から、酪酸菌の効果などについて詳しく解説します。

人体実験というと悪い意味にとる方もいるかもしれませんが、酪酸菌を増やすフラクトオリゴ糖類FOSを食べていただきました。

その結果、多くの人たちの腸内環境が劇的に改善されました。

ぜひ、私の研究の成果を実践してもらい、本書があなたの快適な人生を送る一助となることを願っています。

またここで、前著である『花粉症は1日で治る！』をお読みいただき、フラクトオリゴ糖類FOSを花粉症の改善に使い、下痢を起こした方がいらっしゃったことについて、深くお詫び申し上げます。

前著の段階では下痢の治し方を開発しておらず、多くの方にご迷惑をおかけしたと推察いたします。重ねてお詫び申し上げます。

小柳津広志

目次

はじめに

私が病気を治す方法を開発する理由 2
病院では便秘も下痢も治してくれない 6
下痢を治す画期的な方法の発見 10
「病気にならない生き方」を多くの人に伝えたい 13

第1章 日本人は7人に1人が下痢、3人に2人は便秘

「好きな物を食べたい」という欲望が病気をつくっている 24
実は病気の原因は5つしかない 27
よい「腸内フローラ」は病気の原因を解消してくれる 33
便秘も下痢も腸内フローラの乱れが原因 35
便秘と下痢は発症のメカニズムが違う 39
「若年性のがん」の増加原因は便秘と下痢と同じ 41
認知症が増えているのは高齢化だけが原因ではない 43
便秘も下痢もさまざまな病気の原因になる 46

第2章　腸内環境がよくなると体温は0・5℃上がる

長寿遺伝子の研究、NMNは本当に老化を予防するのか？　49
健康で長生きする人のお腹には酪酸が多い　55
体温が上がることは体によいことなのか？　57
長寿遺伝子が活性化すると「体温が上がる」という今井眞一郎氏の仮説　58
腸内フローラが「長寿遺伝子を活性化する」という小柳津広志の仮説　65
もう一つの視床下部の関わる若返り仮説　68
長寿遺伝子活性化があなたを幸福にする　71

第3章　便秘症は酪酸菌を増やせば治る

便秘症の診療基準は腸内フローラをまったく無視している　74
医師や製薬企業は便秘を治す方法をつくれない　77
酪酸菌を減らして便秘を悪化させる抗生物質　79
便秘薬を乱用すると便秘が悪化する　82
誰も教えてくれなかった便秘の治し方　86
高齢者の便秘も簡単に治る　88
ビフィズス菌製剤、乳酸菌製剤で便秘は治せない　90
酪酸菌製剤もほとんど効果は期待できない　92

腸内洗浄は何の効果もない　94

第4章　下痢症（過敏性腸症候群）はビフィズス菌を増やせば治る

下痢症の原因は病原性細菌の増加である　96
下痢はミルクオリゴ糖でビフィズス菌を増やせば治る　100
「下痢の治し方」「腸内フローラの整え方」のプロトコール（手順）　106
ミルクオリゴ糖を使っても1％の人は下痢が治らない　109
FODMAP（発酵性糖類）は下痢の原因ではない　110
単なる腸内フローラの悪化にすぎない〝シーボ〟　112
下痢止め薬は「下痢症」を治すものではない　114
毎日下痢をしても痩せることはない　115
乳糖不耐症の本当の原因と治し方　116
病原性細菌を減らし酪酸菌を増やせば、二度と下痢は起きない　118
酪酸菌が増えていれば、食中毒になっても下痢にならない　120

第5章　病気予防だけではない、酪酸菌のすごい健康効果

大腸の酪酸の4大健康効果　122
体内の炎症を抑えるとハチや蚊に刺されない　132

体内の炎症を抑えるとがんになりにくい 133
あらゆるウイルスの活動を抑える酪酸 136
脳の炎症を抑えると気分がよくなって熟睡できる 137
シミ・シワも防いでホクロやイボが消える 139
肌はツルツルになって、肌荒れはピタリと治る 141
アレルギーもピタリと治る 142
椎間板ヘルニア、脊柱管狭窄症、変形性膝関節症も予防できる 143
多くの人が悩む片頭痛も治る 144
短い睡眠時間でも疲れがとれる 146
血流がよくなり認知症を予防する 148
筋肉が強くなりフレイルを防ぐ 150
大腸の酪酸が多いと熱中症にならない 152
大腸の酪酸は水素吸入と同じ効果を発揮する 153
腸内フローラが悪化したらすぐに治せ！ 154

第6章 最高の体調を保つ食事法と病気の治し方

お腹の不調を食事で解決する方法 159
小麦や牛乳を悪者にするな 159
リーキーガットの治し方 161

胃腸は酪酸菌で強くなる 162
「機能性ディスペプシア」も簡単に治る 163
カンジダは大腸では生育しない 165
薬がさまざまな体調不良を引き起こす 166
「乳酸菌で胃腸の調子がよくなる」は何の根拠もない 172
痔は酪酸菌で1日で治る 173
大腸ポリープや大腸憩室は酪酸菌で消える 175

大腸の酪酸を増やす基本の食材 176
基本の食材で、大腸の酪酸菌を増やす簡単レシピ 178
1. モリモリ揚げゴボウ ／ 2. タマネギ丸ごとスープ
3. 丸々ニンニクアヒージョ ／ 4. キクイモの粕漬けグリル

糖質制限で病気を予防し、脳機能を保つ食事法 183
糖質制限が必要な人とは？ 183
正しい糖質制限のやり方 186
糖質制限料理のレシピがなくて困った時の食材 188
なぜ糖質制限をしないと認知症になるのか？ 189
逆流性食道炎は糖質制限で治る 195
失明と難聴は糖質制限で防ぐ 195
無理な糖質制限は寿命を縮めるので要注意 196

糖質制限でも栄養のバランスに気をつけよう　199
医師の「食べてはいけない食品」は無視していい　201
ビタミンDを使った病気の治療と予防　203
水虫、ニキビ、頭皮湿疹はビタミンDで治る　203
実は、ビタミンDの過剰障害はない　206
なぜビタミンDが体内の微生物を殺すのか？　209
ピロリ菌は除菌しなくてもビタミンDで無害化できる　211
ビタミンDはがんを予防する　212
すい臓がんもビタミンDで予防できる　213
ビタミンDは筋肉の萎縮を抑えてフレイルを防ぐ　214
関節リウマチ、潰瘍性大腸炎などの自己免疫疾患の治し方　215

おわりに

年間5000件のお悩み相談のほとんどは便秘と下痢だった　217
消化器内科医療の混乱について　220
「下痢の治し方」と「腸内フローラの整え方」の重要性　224
認知症、がんを防いで豊かな人生を送ろう　225

引用文献　227

第１章

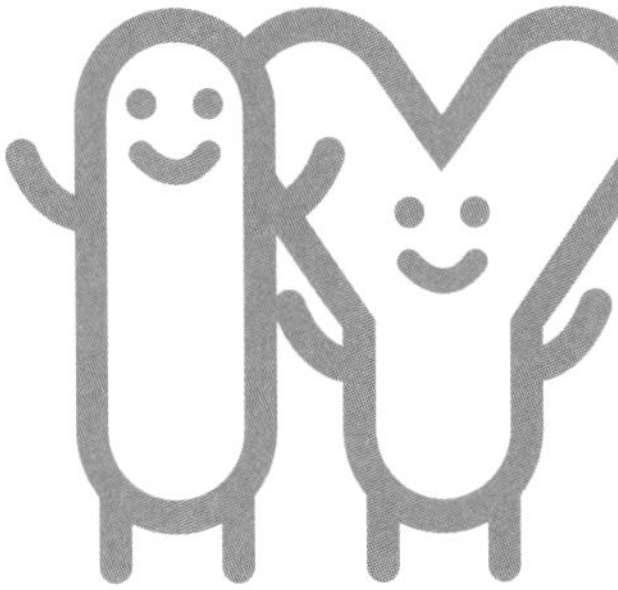

日本人は
７人に１人が下痢、
３人に２人は便秘

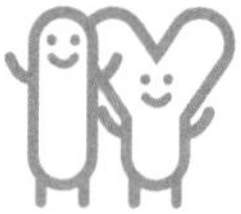

「好きな物を食べたい」という欲望が病気をつくっている

世の中、「食べたい物を食べている」という方がほとんどだと思います。

しかし私は、「体調が悪くなるもの」を食べないようにしています。

たとえば、一度食べてしばらくしてから不快になったり、体調が悪くなった食品などです。


もちろん、体調が悪くなる食べ物は、人によって違います。

私の場合は、ごはん、パン、麺類は血糖値が上がるせいか、食べると頭がくらくらして不快感をもよおします。

これらの糖質が多い食品を食べたあとは、必ず、眠くなってしまいます。

さらに、悪いことには4～5時間たつと、空腹感を強く感じます。

ですから、私にとってこのような食品はできるだけ食べないほうが楽なのです。

ところが、あとで説明するように、糖質制限には2つの問題があることが分かりました。

そこで、現在はゆるい糖質制限をしています。

糖質の多い食べ物は、血圧を上げることも、多くの人の実験で分かってきました。

糖質の多い食べ物をほとんど食べないと、血圧は次の日に30～40ほど下がります。

これは、血中の塩などのミネラルが尿として排出されるためです。

ところが、糖質を制限していると体重が減り続けるのです。

私は5年でおよそ20kg痩せました。

あわてて、糖質の多い食品を多くとり、体重を増やすことにしました。

また、糖質制限をしていると、ミネラルの排出がよくなることから、夜間に頻繁に脚がつるのです。

脚がつるのも困ったものなので、今では、糖質を１日50～１００g摂ることにしています。

食事の仕方は意外と難しいです。

食物繊維の多い葉物野菜と根菜類は、食べたあとの不快感はありません。

ですから、私は野菜類を大量に食べています。大腸の酪酸菌を増やし、葉酸とビタミン

Kを多く含む緑黄色野菜を好んで食べています。

肉類は少量しか食べず、魚介類をたくさん食べます。

おそらく、ほとんどの方は、私が行っているような食べ物の選別はしていないと思います。


私は、薬の服用にも注意しています。

実は、50年以上の間、薬を服用したことがありません。

薬が必要にならないように体調を管理しています。

私は、「**人間は歴史上利用したことのない、西洋医学がつくった薬を摂らなくても、健康を維持できる生き物である**」という確信を持って生活しています。

薬を摂っていませんので、腸内フローラは極めて健全だと思います。


私が前著『花粉症は1日で治る!』で書いたように、抗生物質がアレルギー、自己免疫疾患、うつ病などの精神疾患、がんなど、さまざまな病気の原因になっています。

「**好きな物を食べる**」「**医療が提供する薬を何でも服用する**」**という生活が、多くの病気の原因になっていることを意識してほしいと思います。**

実は病気の原因は5つしかない

驚かれる方も多いと思いますが、病気の原因はたった5つしかありません（28～29ページ表1）。

ただし、この分類では、遺伝子異常と遺伝子発現異常が原因となる病気、身体の損傷、機能的損傷によって起こる病気、および依存症を除いています。

病気の原因の第1は、**老化**です。

老化は抗うことのできない自然現象で、どうしようもないことです。

病気や症状ではありませんが、老人になると、ほとんどの方は、次ページのイラストに描いたような顔になります。

シミやシワは、紫外線によって起こる皮膚の炎症が原因で起こる老化現象です。

目がくぼんだような顔になる方も多くいます。これは、脳の萎縮が原因です。

また、顔がむくんで赤ら顔の人もいます。顔がむくむのはリンパ液の流れが悪いため、赤

シミ・シワ

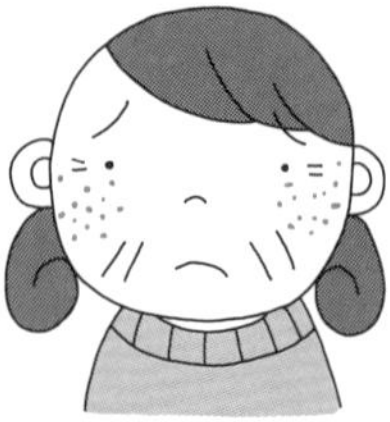

目がくぼむ

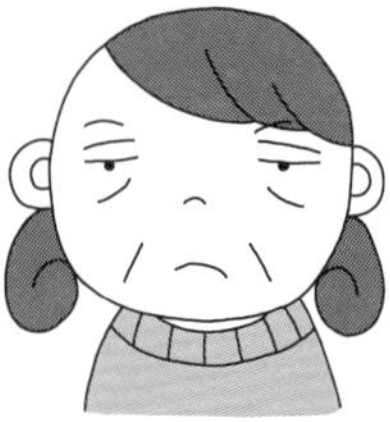

顔がむくんで赤い

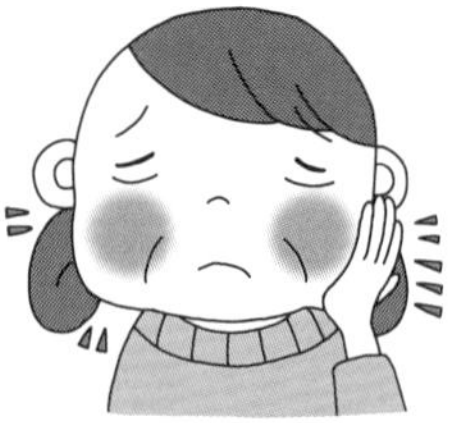

2 細菌、真菌（カビ）、寄生虫によって起こる病気・症状

細菌感染症（結核、破傷風、肺炎、髄膜炎など多数）、細菌性食中毒、歯周病、水虫、脂漏性皮膚炎、ニキビ、とびひ、など多数

3 腸内細菌および粘膜の微生物によって起こる病気・症状

下痢、便秘、カンジダ症、胃がん、など

4 栄養失調または栄養過多および運動不足によって起こる病気・症状

1 栄養失調によって起こる病気・症状

脚気、貧血、くる病、骨軟化症、ペラグラ、鉄欠乏性貧血、壊血病、味覚障害など多数

2 栄養過多および運動不足によって起こる病気・症状

動脈硬化、脂肪肝、高血圧、高脂血症、肥満など多数

5 ストレスが原因で起こる病気・症状

炎症性精神疾患（うつ病、不安障害など）、自律神経失調症、睡眠障害、胃痛、頭痛など多数

表１　病気・症状の原因別の分類

1 老化によって起こる病気・症状

1 動脈硬化に起因する病気・症状

脳血管疾患（脳梗塞、脳出血、くも膜下出血）、虚血性心疾患（狭心症、急性心筋梗塞）、動脈解離、心不全など

2 その他の病気・症状

がん、認知症、糖尿病、視力の低下（糖尿病性網膜症、緑内障、加齢黄斑変性）、聴力の低下、筋力の低下、腎機能の低下、肝機能の低下、胃腸の機能低下、椎間板ヘルニア、脊柱管狭窄症、変形性膝関節症、変形性股関節症、サルコペニア、フレイルなど多数

2 免疫系の異常によって起こる病気・症状

1 アレルギー

花粉症、即時型食物アレルギー、遅延型食物アレルギー、アレルギー性喘息、光線過敏症、アトピー性皮膚炎、ペットアレルギー、金属アレルギーなど

2 自己免疫疾患

関節リウマチ、膠原病（全身性エリテマトーデス）、多発性硬化症、シェーグレン症候群、潰瘍性大腸炎、クローン病、特発性血小板減少性紫斑病、バセドウ病、橋本病、ＩｇＡ腎症、好酸球性の疾患（副鼻腔炎、多発血管炎性肉芽腫症、胃腸炎、肺炎、食道炎など）など

3 免疫系の機能低下および炎症が原因で起こる病気・症状

がん、骨粗しょう症、椎間板ヘルニア、脊柱管狭窄症、変形性膝関節症、片頭痛、五十肩など

3 微生物が侵入して増殖または毒素を造ることで起こる病気・症状

1 ウイルスによって起こる病気・症状

インフルエンザ、麻疹、風疹、水痘、一般的な風邪、帯状疱疹、ノロウイルス感染症、ウイルス性肝炎、エイズ、コロナウイルス感染症、子宮頸がん、咽頭がん、その他多数

ら顔は全身に炎症が起きている表れです。

病気の原因の2つ目は、**免疫系の異常**です。

免疫系は健康な体であれば、問題が起きないようにコントロールされています。

私は、免疫系の異常から起こる病気は、ほとんどが、「抗生物質の服用が原因で発生する」と考えています。

がんは老化すると発生しやすくなりますが、最近は、30〜50代の若年層に多くなっています。

がんは基本的に、制御性T細胞（Tレグ細胞）や、細胞傷害性T細胞（キラーT細胞）などの、細胞の異常を修復する免疫系の活性が高ければ発生しない病気です。

骨粗《こつそ》しょう症、椎間板《ついかんばん》ヘルニア、脊柱管狭窄症《せきちゅうかんきょうさくしょう》、変形性膝関節症《ひざかんせつしょう》、変形性股関節症《こかんせつしょう》も組織の異常を修復するTレグ細胞などの活性が高ければ、発生しない症状です。

病気の原因の3つ目は、**微生物の増殖**によるものです。

本来、免疫系は体内に侵入した微生物に対して、抗体やキラーT細胞を誘導して殺します。

ところが、体内に侵入しても、免疫系が殺さない微生物がたくさんいるのです。ヘルペスウイルスはいろいろな種類がいますが、体内では殺されないで、潜伏しています。単純ヘルペスウイルスは、時々口の周りに潰瘍《かいよう》を起こし、ヘルペスウイルスの一つである水痘帯状疱疹ウイルスは、帯状疱疹を起こします。

細菌では、ニキビの原因となるアクネ菌、歯ぐきで増殖する歯周病菌は、免疫系で殺されません。

カビでは、脂漏性《しろうせい》皮膚炎を起こすマラセチア菌、水虫を起こす白癬《はくせん》菌も、免疫系は殺しません。

体内で殺されないウイルス、細菌、カビは何らかの方法で免疫の攻撃から逃れているのです。

腸内の粘膜にいる細菌は粘膜の免疫系によって増殖できる種類が選別されています。

ですから、販売されている乳酸菌やビフィズス菌サプリを服用しても、これらの菌は腸内では生き残れません。

病気の原因の4つ目は、**栄養失調**によって起こる病気です。

極端に偏食な人以外は、問題になることはありません。

ただし、胃を切除した人は鉄とビタミンB12の吸収が悪くなるため、貧血になるので、注意が必要です。

栄養過多および運動不足によって起こる病気は、糖質の摂りすぎによって起こる脂肪肝、肥満などですが、高血圧も糖質の摂りすぎによって起こる症状です。

高血圧は、インスリンが血中の塩類（ミネラル）の排出を阻害することで起こります。


病気の原因の5つ目は、**ストレス**によって起こる病気です。

ストレスが脳の炎症を誘発することから始まります。

次に、交感神経が高まり、副腎《ふくじん》から副腎皮質ホルモンのコルチゾールが分泌されて悪化していきます。

ストレスが長く続くと、コルチゾールがさまざまな病気を引き起こします。

よい「腸内フローラ」は病気の原因を解消してくれる

これまで病気の原因について説明しましたが、みなさんが最も知りたいことは、
「どうしたら病気を防げるのか？」
「簡単に病気を防ぐ方法を教えてほしい」
だと思います。

実は、**病気の原因5つのうち「老化」「免疫の暴走」「微生物の増殖」「ストレス」は、簡単に進行を遅らせたり、取り除いたりすることができる**のです。

その方法をお伝えするのが本書の目的です。

病気の原因のうち、「老化」「免疫の暴走」「ストレス」の3つは、腸内に**酪酸菌**を増やすことで消すことができます。

酪酸菌を増加させて生活していれば、シミやシワができず、脳の萎縮もほとんど起きませんので、見た目も若く維持できます。

「体内の微生物の増殖」は、ビタミンDの摂取または皮膚での生成量を増やすことで、抑えることができます。

ビタミンDについては、第6章で説明します。

最後に「栄養失調」ですが、これはみなさんの食生活から起こるので、酪酸菌やビタミンDでは解決できません。

大腸の酪酸菌が病気を予防し、治すメカニズムについては、第2章と第5章で説明します。

便秘も下痢も腸内フローラの乱れが原因

テレビを見ていると「便秘に効く」という薬、お茶、サプリメントのＣＭがたくさん流れています。

「何日も出なくてお腹が張る」

「やっと出て気分が晴れた」

実感のこもった使用者の感想に、「私も試してみたい」と、思った人も多いのではないでしょうか？

腸活サプリなどを販売している、株式会社レッドビジョンが行ったアンケート「便秘とその解消方法調査」では、約6割の人が「便秘がちだと感じている」そうです。

このアンケートは10代から70代までの９６３０人を対象に行っており、幅広い世代からの回答となっています。

日本人の3人に2人は便秘で悩んでいる、といっても過言ではありません。

実際、ドラッグストアには、数々の便秘に関する商品が並んでいます。

ところが、それらのうちで最もよく効く**アントラキノン系の刺激性下剤を飲み続けていると、腸が正常に動かなくなります。**

この刺激性下剤を飲み続けている方の腸の表面の細胞は、内視鏡で見ると真っ黒になっていて、正常な働きをしなくなっています。

このような方は、大腸がほとんど動かないため、便を出す方法は、棒でかき出すか、故意に下痢を起こして押し出すしかなくなります。

アントラキノン系刺激性下剤は、センナ、大黄《だいおう》、アロエ、センノシド、キャンドルブッシュ、カスカラサグラダ流エキスなどを含む商品です。

これらは、便秘薬や便秘対策のお茶などに含まれています。

必ず、商品の成分表示を確認してください。病院で処方される薬にもアントラキノン系刺激性下剤があるので、注意してください。

一方、下痢は腸内フローラが悪化することで起こります。

腸内フローラを悪化させる「最凶の物質」と呼べるのが抗生物質です。

下痢の最もおもな原因である大腸菌群を、抗生物質は簡単に増やしてしまいます。大腸菌群は、わずかに増えただけで、下痢を引き起こしてしまう病原性細菌です。

「抗生物質を飲んだ翌日から下痢が悪化した」というお問い合わせもしばしばあります。

もちろん、病気によっては抗生物質は良薬ですし、人類の感染症による死亡者数を劇的に減らしたことは間違いありません。

便秘や下痢を治す唯一の方法は、腸内フローラを整えること。

これだけです。私たちの腸内には、多種多様な細菌が生息しています。

その数は、およそ1000種類、数にすると約100兆個の細菌がお腹の中にいるのです。これらの細菌がバランスをとりながら、腸内環境をつくっています。

たとえば、悪い性質の細菌が増えすぎてバランスが崩れれば、身体に不調をきたします。

その影響は、胃や腸だけでなく、免疫系や脳、その他の臓器など、身体全体にまでおよび、「認知症にも関係している」という報告もあります。

抗生物質の腸内フローラへの影響は個々人で違っており、同じ薬を飲んでも便秘や下痢の症状の出方が違うのです。

便秘や下痢は、薬を飲めば一時的には治りますが、根本的に治ることはありません。

腸内フローラは「超」がつくほど複雑な構造です。

ですから、どの菌が増えてどの菌が減ったかは、簡単には分かりません。

ところが、私の研究によって、酪酸菌やビフィズス菌を増やして、大腸菌とその仲間たちを減らせば、さまざまな病気が治り、体調がよくなることが分かってきました。

酪酸菌とビフィズス菌は、大腸の唯一のエネルギー源である短鎖脂肪酸《たんさしぼうさん》をつくってくれます。

酪酸菌とビフィズス菌は大腸を元気にし、体を元気にする源なのです。

便秘と下痢は発症のメカニズムが違う

便秘と下痢は、腸内フローラの乱れで起こります。

そして、この乱れは抗生物質の服用によって起こります。

抗生物質服用によって起こった腸内フローラの悪化は、ほうっておいても治ることはありません。

なぜなら、抗生物質服用によって増加した細菌も、減少した細菌も、すべて小腸で分解できなかったカス（食物繊維など）をエサとするからです。

つまり、体によい細菌も病原性細菌も同じエサを食べて増殖するので、病原性細菌だけを減らす特殊な処理をしなければ、病原性細菌は減らないのです。

だから、一度下痢ぎみの体質になると、何年も何十年も下痢は続きます。

反対に便秘ぎみの体質になると、何年も何十年も便秘が続くのです。

そのため、腸内フローラの乱れを治すには、腸内細菌の構成を変える何らかの特殊な食品を食べる必要があるのです。

医学では、便秘と下痢の治療において、腸内フローラの構成を変える手法を開発していません。これが、病院で便秘と下痢を治せない理由です。

私の開発した手法は、シンプルなものです。

「下痢はビフィズス菌を増やせば治る」

「便秘は酪酸菌を増やせば治る」

腸内フローラの改善の具体的方法は、第3章と第4章で説明します。

「若年性のがん」の増加原因は便秘と下痢と同じ

2022年、米国ブリガム・アンド・ウィメンズ病院およびハーバード大学医学大学院の荻野周史教授らが、

「1990年以降、50歳以下の若年性のがんが急激に増えている」

ということを報告しました（※1）。

増加しているがんは「乳房、大腸、子宮内膜、食道、肝外胆管、胆のう、頭頸部、腎臓、肝臓、骨髄《こつずい》、すい臓、前立腺、胃、甲状腺」の14種類です。

みなさんも、若い方がこれらのがんで亡くなったというニュースを頻繁に耳にしていると思います。

この論文を紹介した“HealthDay News 2022”（※2）で、荻野氏は、

「食事、アルコール摂取、喫煙、運動、抗菌薬（抗生物質）の使用などの環境要因も重要

だ」

と述べています。

私も前著『花粉症は1日で治る!』(※3)で1990年頃からアレルギー、自己免疫疾患、うつ病などの炎症性精神疾患、子どもの発達障害が急増していることを説明しました。がんは免疫系の機能低下によって起こるもので、アレルギー、炎症性精神疾患、発達障害と同じ原因で起こるものです。

免疫系の機能維持には、大腸の腸内フローラが大きく関わっています。

若年性のがんの増加の根本的原因は腸内フローラの乱れであり、抗生物質の乱用であることは疑う余地がありません。

認知症が増えているのは高齢化だけが原因ではない

直感的に、認知症が増えているのは高齢化が原因だと感じる方が多いと思います。

ところが、高齢化だけが原因ではないのです。

清水秀明医師ら（※4）は1997年、2004年、2012年、2016年の各年代の認知症の割合を調べました。

この報告によると、近年、すべての年代で認知症罹《り》患《かん》率が上昇しているのです（次ページ図1）。

私が『花粉症は1日で治る！』で指摘したように、おそらく、**年代別の認知症罹患率の上昇も、抗生物質の影響、つまり腸内フローラの悪化が原因**と考えられます。

図１　認知症の年代別割合の変遷

（1997 ～ 2016 年）（※４）

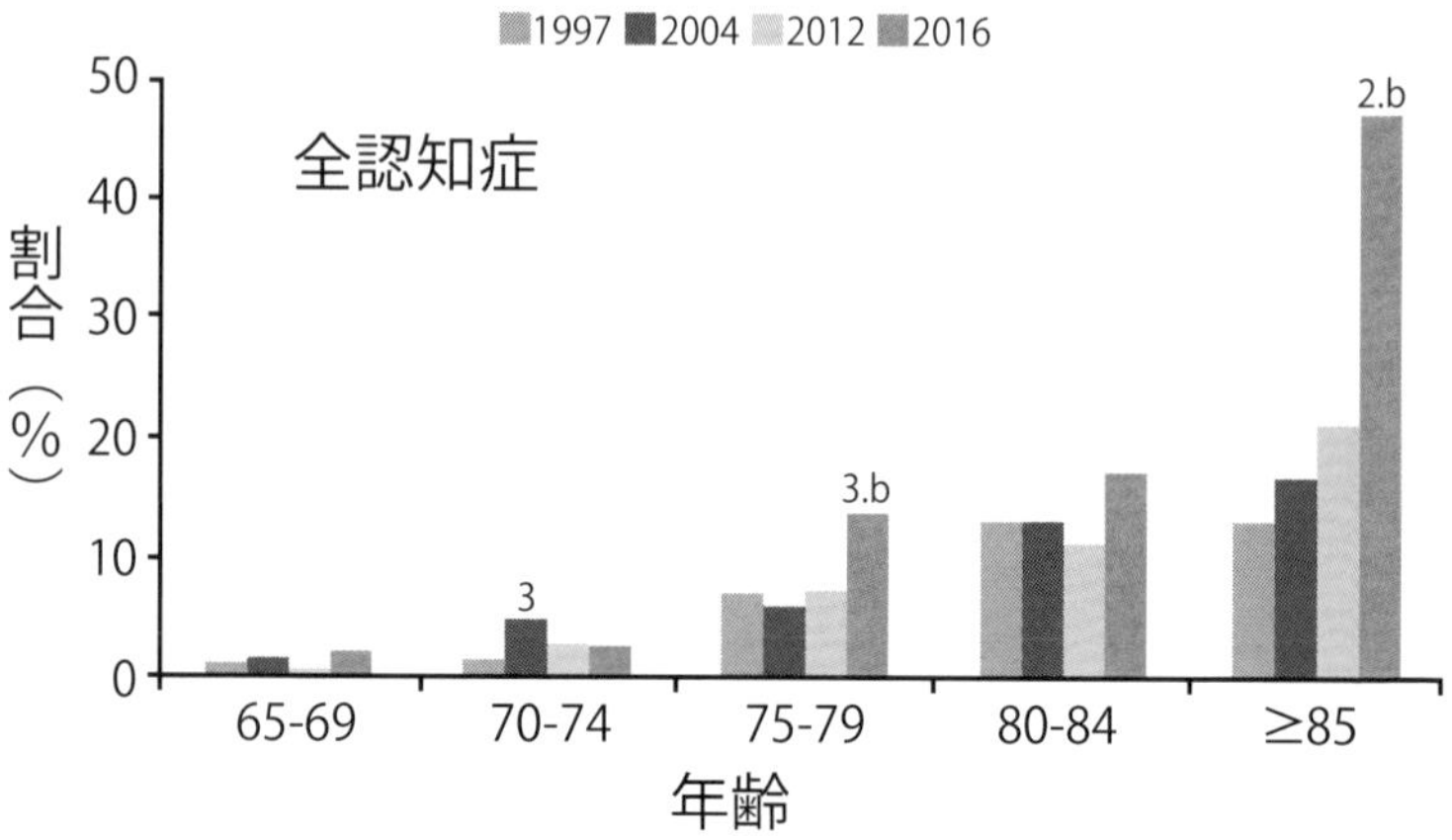

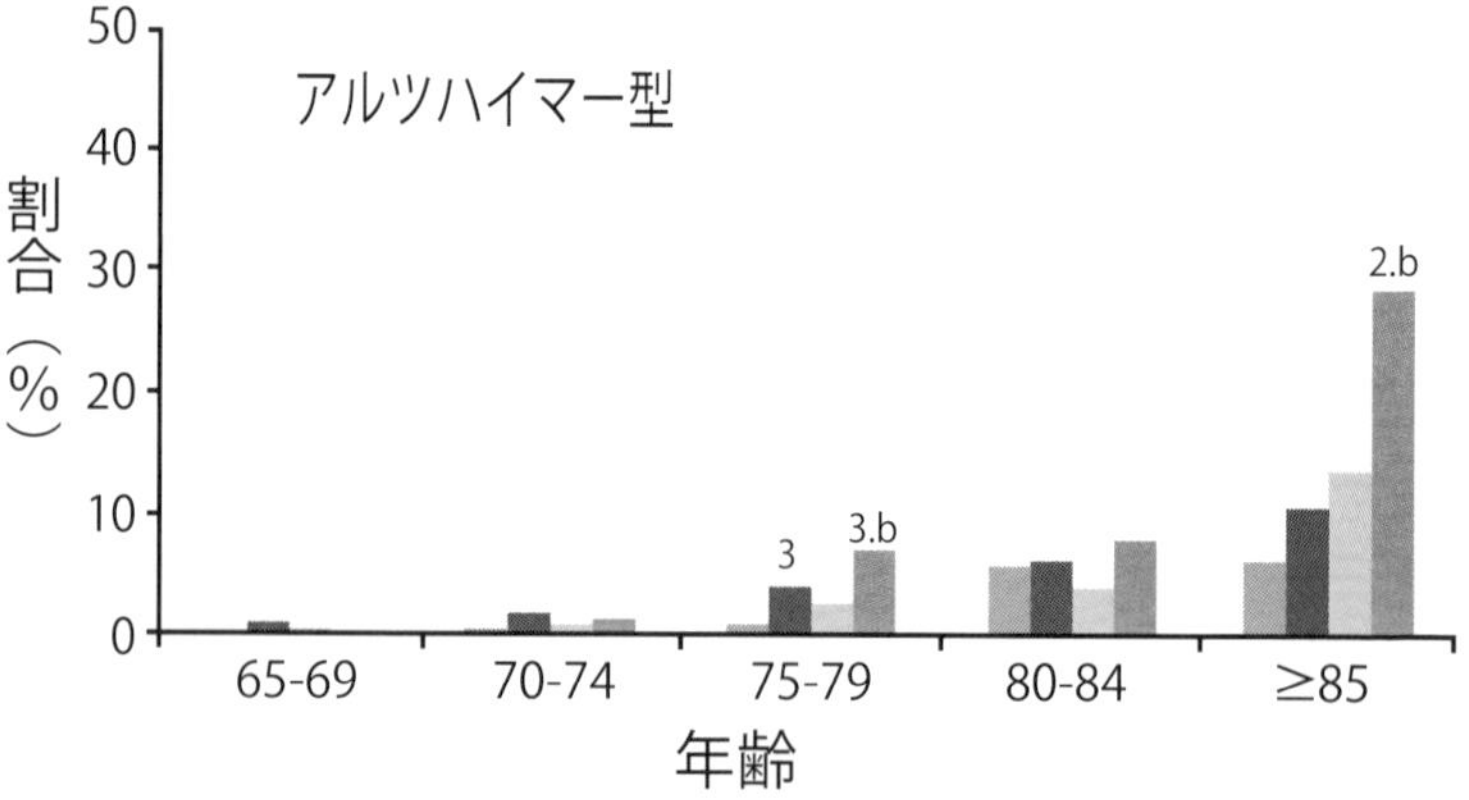

認知症発症と腸内フローラの関連性を証明することは、現段階では不可能です。

なぜなら、腸内フローラ全体と腸内フローラの個々の細菌種の影響が、ほとんど解明されていないからです。

ところが、認知症を発症した方は、発症していない方とまったく異なる腸内フローラを有し、腸内細菌が生産する代謝物も異なることが認められています（※5）。

一方、私は、**酪酸菌を増やすフラクトオリゴ糖類FOSを摂っているほとんどの方が、記憶力がよくなっている**ことを確認しています。

つまり、酪酸菌を増やすことで認知症が予防できるかもしれないのです。

また、

「腸内フローラの悪化が認知症罹患率を上げている原因である」

ことも確信しています。

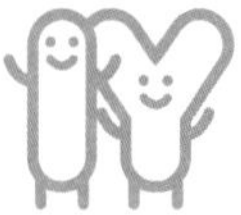

便秘も下痢も さまざまな病気の原因になる

便秘と下痢は、生活の質（QOL）を著しく下げます。

同時にさまざまな病気を発生させ、寿命を縮めるリスクを高めます。

便秘と下痢は腸内フローラが悪いことが原因なので、認知症やがんの増加だけでなく、アレルギー、自己免疫疾患、パーキンソン病などさまざまな病気につながります（※3）。

また、**便秘の人は正常な方と比べて、死亡率が高い**ことも知られています（※6）。

本書では、第3章で「便秘の治し方」を、第4章で「下痢の治し方」と「腸内フローラの整え方」を具体的に解説するので、ぜひ腸内フローラを改善してください。

第２章

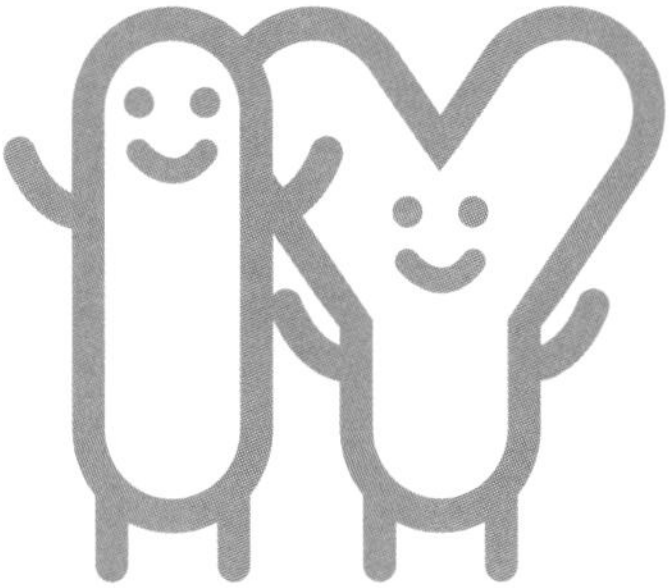

腸内環境がよくなると体温は0.5℃上がる

この章では、便秘と下痢の治し方の説明をする前に、便秘と下痢を悪化させたり、改善したりする腸内フローラについて、理解を深めます。

実は、腸内フローラは長寿と関係することが明らかとなっています（※7、8）。

ところが、1990年代から活発に研究されるようになった「長寿遺伝子」、あるいは「寿命を伸ばす方法」の研究では、腸内フローラをまったく無視して議論が進んでいます。

そこで、「長寿遺伝子の研究」の概略と、腸内フローラを考慮しなければいけない理由を説明いたします。

長寿遺伝子の研究、ＮＭＮは本当に老化を予防するのか？

分子生物学は１９５０年代から１９６０年代に発展しました。

この時期は、遺伝子を中心とした生命現象解明の黎明期《れいめいき》となりました。

その後、遺伝子の操作技術、遺伝子の超高速解読技術の開発、生物種ごとの遺伝子配列の解読がなされました。

最近では、生命の発生・組織化のメカニズムの研究が急速に進展しています。

老化研究では、１９９０年代から寿命を延ばす因子の研究が盛んとなりました。

この時期に、長寿遺伝子サーチュイン（サーチュインは複数の遺伝子がある）が発見されました。さらに、長寿遺伝子を活性化する因子、長寿遺伝子が制御する遺伝子群の研究が盛んに行われてきました。

寿命を延ばす因子は、まず下等生物で見つけられ、それを高等生物で「実際に寿命を延ばすか」確認して探索しています。

実は、高等生物ではネズミ（マウスやラット）で最終確認が行われますが、ネズミで効果があった因子や食べ物を、ヒトで試験することはほぼ不可能です。

なぜなら、人の食べ物を長い間コントロールすることは不可能ですし、人の寿命は非常に長いからです。

さらに、ネズミならできる遺伝子操作が人ではできないからです。

つまり、現状では、確認された因子や化合物は、「ネズミで確認されただけにすぎない」ということです。

当初は、効果があると期待された「体内の酸化を抑える抗酸化物質」「食べる量を制限するカロリー制限」なども注目されましたが、この2つの因子は寿命とあまり関係がないことが分かっています。

みなさんは、「体内の酸化を抑えれば遺伝子の変異を抑えるので、長寿に貢献するだろう」と考えるかもしれません。

ところが、体内には遺伝子の変異を修復したり、変異して異常になった細胞を破壊する仕組みがあります。

この**修復や異常細胞を破壊する能力のほうが、寿命に影響する**のです。

また、食べる量を減らすことは、昔から「腹八分目」といわれているように、健康にいいだろうと考えると思います。

ところが、多くの研究で、ちょっと太りぎみのほうが長生きすることが確認されているのです。

最終的に、サーチュインを活性化する物質、ＡＭＰＫ（脂肪や糖の代謝をコントロールするタンパク質）を活性化する物質およびｍＴＯＲＣ１（タンパク質合成系を活性化するタンパク質複合体）の発現を抑制する物質などに焦点が当てられてきました。

ＡＭＰＫを活性化しｍＴＯＲＣ１を抑制する物質として、糖尿病治療薬として使用されているメトホルミン、サーチュインを活性化するＮＡＤとその前駆《ぜんく》物質《ぶっしつ》「ＮＭＮ」が注目される物質となっています。

老化研究において第一線で活躍するデビッド・A・シンクレア教授が、ベストセラーである『LIFESPAN　老いなき世界』（東洋経済新報社）（※9）で、自身がNMNおよびメトホルミンを服用していることを書いたことから、これらの化合物を服用する人が急激に増えています。

NMNはNADに変換されて、サーチュインを活性化すると考えられ、メトホルミンはさまざまな代謝系に抑制的に作用し、寿命を延ばす可能性があると考えられています。

実際、NMN利用者が、若見えになることは間違いないようです（※9）。

ところが、実際に人の寿命を延ばすかは分かりません。

NMNが増えるように遺伝子を改変したネズミ（マウス）の寿命は、普通のネズミと変わらなかったという報告があります（※12）。

遺伝子を改変してNMNを増やしても、脂肪細胞が萎縮することで、普通のネズミと同じように老化が進行するようです。


ＮＭＮは非常に高価なサプリメントです。

人では最低1日５００㎎を摂る必要があります。

食品にはＮＭＮはほとんど入っていません。

だから、ＮＭＮを1日５００㎎と過剰に摂ると、体は恒常性を維持するため、ＮＭＮの分解力を強めて血中濃度を低下させます。

つまり、せっかく摂ったＮＭＮが、すぐに分解されてしまうのです。

また、ＮＭＮは視床下部に入らなければ、効果はほとんどないと考えられます。


要するに、**現状ではＮＭＮの効果は不明であり、利用する価値について疑問符がつく状況です。**

メトホルミンは、糖尿病治療以外の目的には処方されませんので、糖尿病以外の人は利用できません。

副作用があるので、安易に手を出さないほうがよい薬剤です。

これら以外に、ごく最近では、「老化細胞を除去する物質」も注目されています。

細胞は分裂して増殖を繰り返すと分裂が止まります。

分裂が止まった細胞は「老化細胞」と呼ばれ、破壊されずに組織に残ってしまいます。この老化細胞は慢性炎症を起こすので、さまざまな病気の原因となると考えられています。

そこで、老化細胞の破壊を誘導する物質が注目されるようになったのです。

老化細胞の破壊を促進する物質として、タマネギに含まれるケルセチンやグルタミナーゼ阻害剤などが注目されています。

老化研究について、詳しく知りたい方は高杉征樹氏の書籍（※10）をお読みください。

健康で長生きする人のお腹には酪酸が多い

みなさんの周りには、病気がちな人と健康な人がいると思います。

また、同じ年齢でも若く見える人と老けて見える人がいると思います。

健康で長生きする人の大腸には、酪酸が多いことが確認されています（※8）。

また、大腸の酪酸菌を増やして生活している人は非常に若く見られます。

次ページの図2には、私の実験で、酪酸菌を増やすフラクトオリゴ糖類ＦＯＳ利用者に起こった結果から推定した、大腸の酪酸菌の作用を書きました。

図2　大腸の酪酸の健康効果

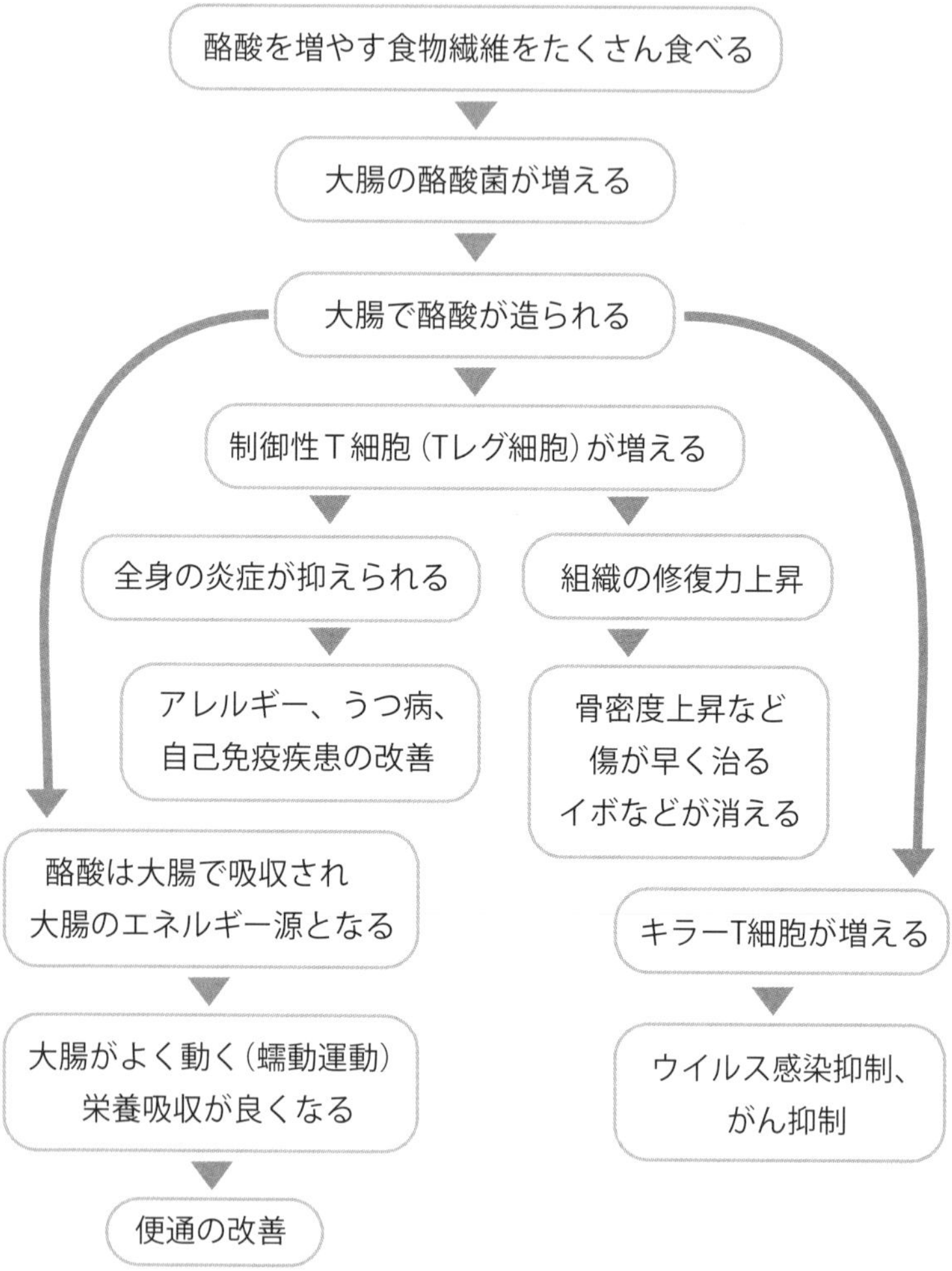
酪酸を増やす食物繊維をたくさん食べる
大腸の酪酸菌が増える
大腸で酪酸が造られる
制御性T細胞（Tレグ細胞）が増える
全身の炎症が抑えられる
組織の修復力上昇
アレルギー、うつ病、
自己免疫疾患の改善
骨密度上昇など
傷が早く治る
イボなどが消える
酪酸は大腸で吸収され
大腸のエネルギー源となる
キラーT細胞が増える
大腸がよく動く（蠕動運動）
栄養吸収が良くなる
ウイルス感染抑制、
がん抑制
便通の改善

体温が上がることは体によいことなのか？

お風呂に浸かると大変気持ちがよいですよね。

お風呂に浸かると体温が上がります。

では、体温が上がるのは体にどのような影響があるのでしょうか？

温泉の効能は古今東西、どこの国でも認められ、温浴の習慣は世界中で続いてきました。

武田信玄は温泉好きで知られ、地元の山梨県だけでなく、関東甲信越各地に「隠し湯」を持っていたそうです。

その理由はもちろん湯治《とうじ》。自身や家臣たちの傷を癒やすために温泉を活用していました。

ところが、**温泉に浸かることが、傷や関節痛の改善に直接つながることを決定的に証明する学術論文はありません。**

ここからは、体温が上がると長寿につながる理由を説明します。

長寿遺伝子が活性化すると「体温が上がる」という今井眞一郎氏の仮説

大腸で酪酸が増えると、体温が０・５〜１・０℃上がります。

人の体温調節は大脳の下部にある視床下部で行っています。

視床下部の体温（深部体温）は、肛門で測る体温と同じですので、肛門に体温計を入れて測るのが正確な測定です。しかし、衛生的にこんなことはとてもできません。

そのため私たちは、脇の下で体温を測りますが、肛門体温より０・５〜０・６℃低いといわれています。


次ページの図３は、論文（※11）で報告された平均的な体温の人の日内変動です。

なお、この図では脇の下で測る腋窩《えきか》体温で表示しています。

体温は睡眠時に低くなり、活動時は高くなります。

午後４〜10時くらいが一番高いようです。

図3　人の体温の日内変動と血漿中の鉄、亜鉛濃度

（※ 11）

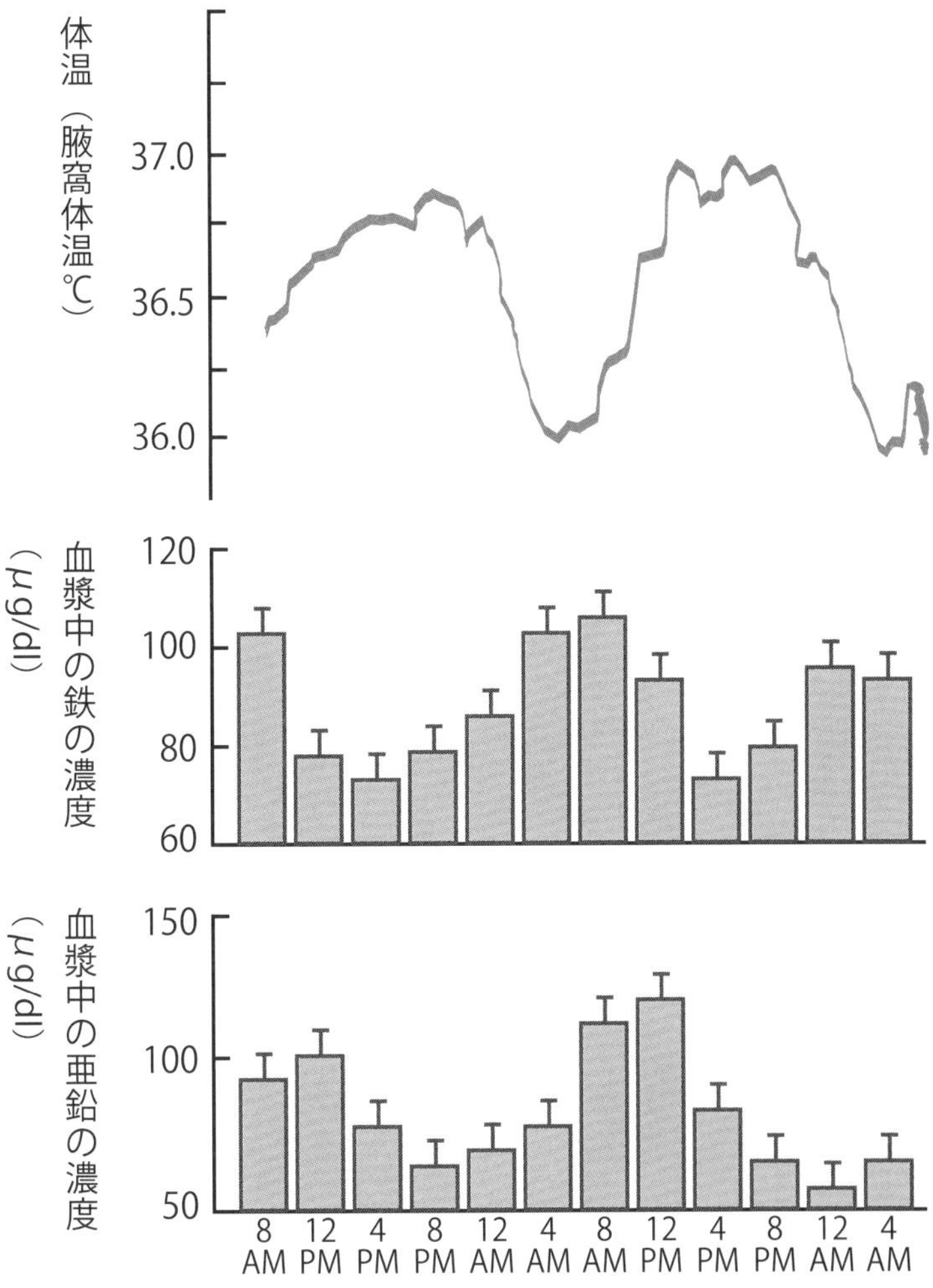

体温について最も興味ある報告をしているのは、米国ワシントン大学の今井眞一郎教授の報告です（※12、13）。

今井氏は**視床下部の背内側核と外側核で長寿遺伝子サーチュインがＮＡＤによって活性化されると体温が上昇して、寿命が延びる**と報告したのです（次ページ図4、62ページ図5）。

今井氏によれば、

「ネズミ（マウス）において、長寿遺伝子が活性化すると、細胞のエネルギー生成工場であるミトコンドリアの活性が上がって、運動が活発になり、視神経細胞の損傷を防ぎ、睡眠が深くなり、毛並みがよくなり、若く見えるようになる」

とのことです。

また今井氏は、

「長寿遺伝子活性化に関わる臓器は、脂肪組織と骨格筋である」

という仮説を提唱しています（※12、13）。

彼が描いた長寿遺伝子の活性化仮説は図4の通りです。

図４　今井眞一郎氏が報告した長寿遺伝子活性化のメカニズム

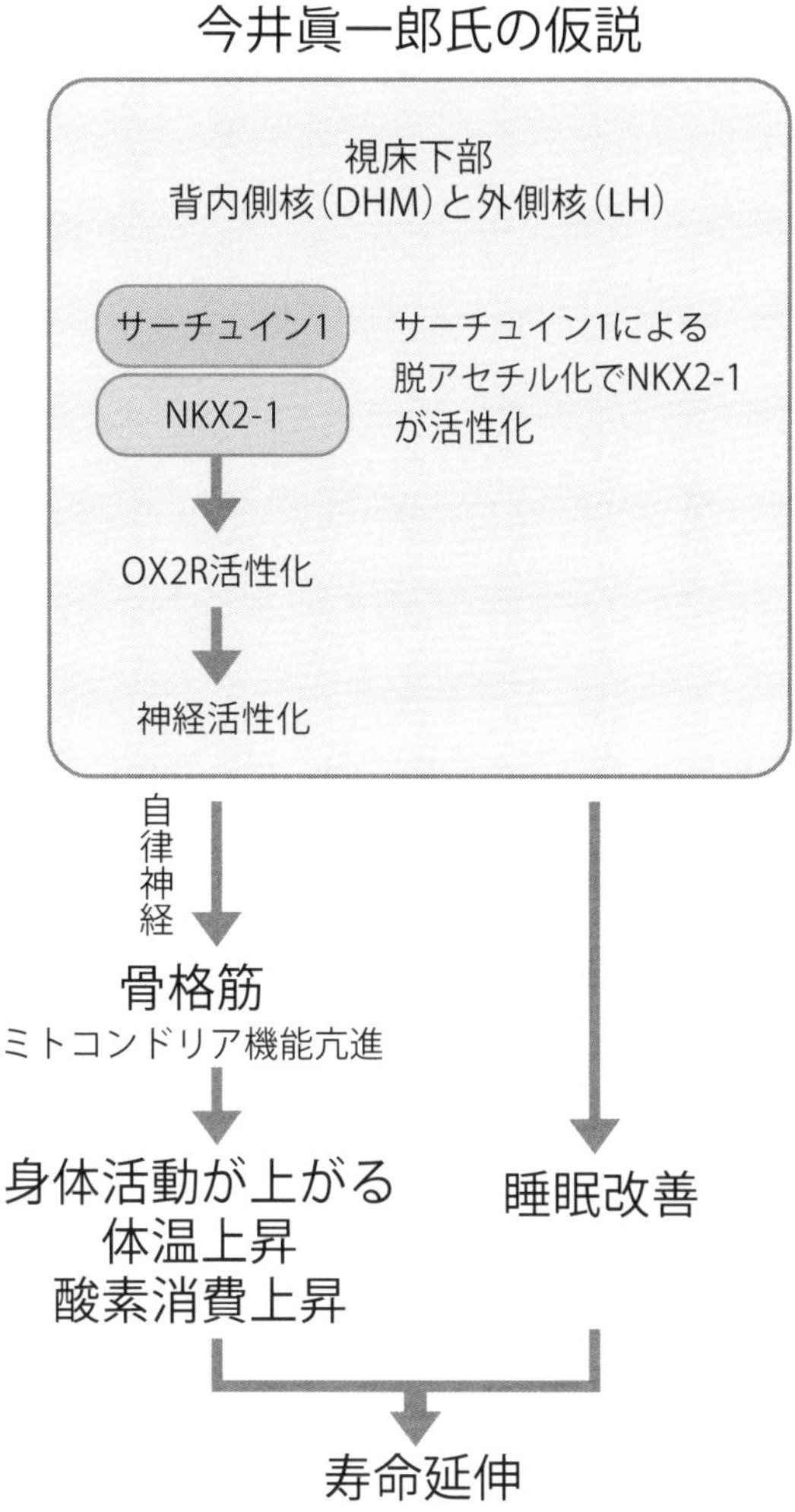

図5　今井眞一郎氏の長寿遺伝子活性化仮説
―NADワールド2.0

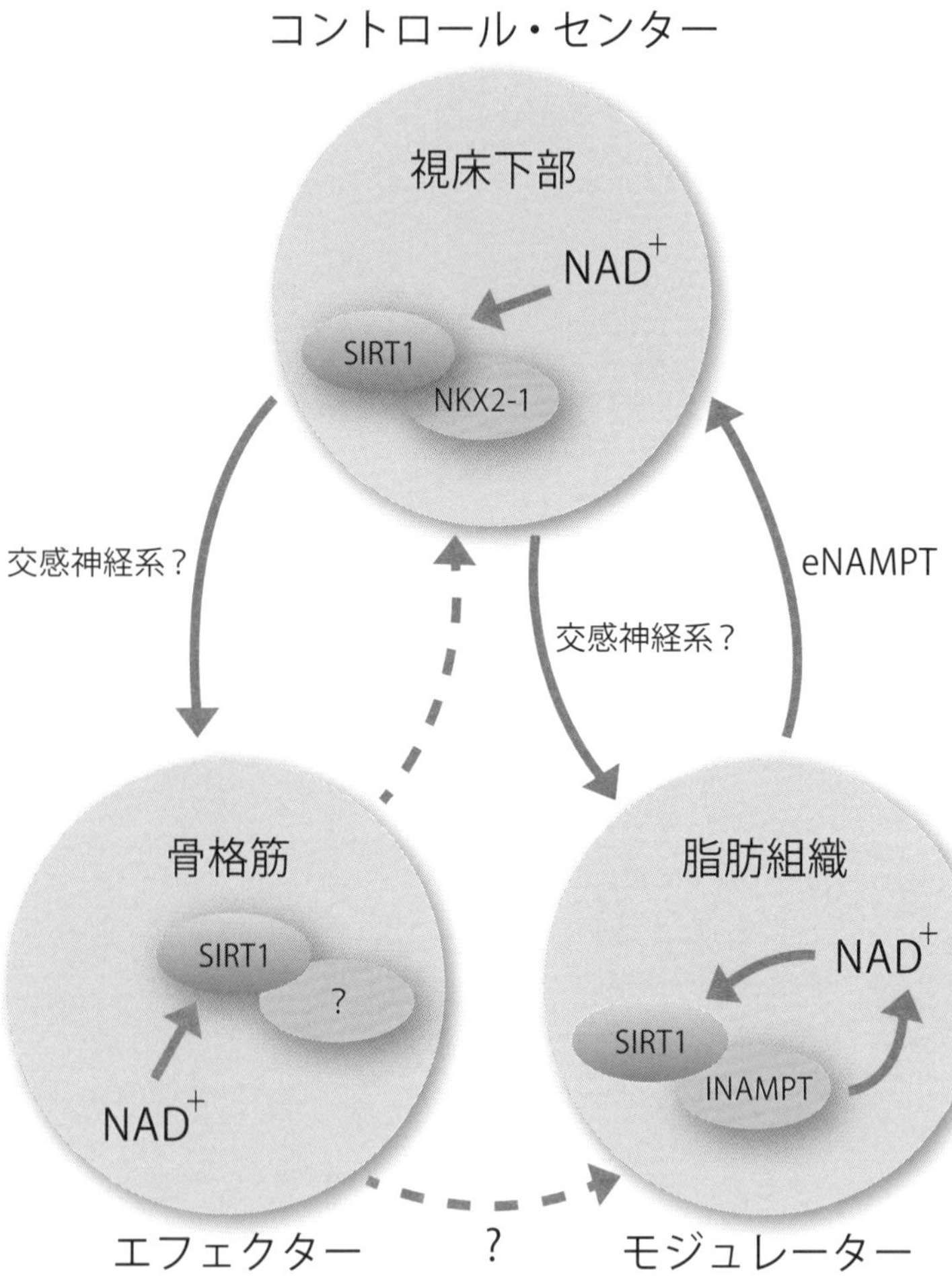

長寿遺伝子の活性化は、脂肪細胞と骨格筋が関わります。

まず、ＮＭＮ合成酵素であるＮＡＭＰＴが脂肪細胞からエキソゾームという袋に入れられて放出されます。

これはｅＮＡＭＰＴと呼ばれています。

ｅＮＡＭＰＴは血流で視床下部まで運ばれ背内側核と外側核で組織に入り、ＮＭＮをつくりＮＡＤを増やすことで、長寿遺伝子サーチュインを活性化します。

次に視床下部から骨格筋にシグナルが伝わり、骨格筋は若返りのため、さまざまな情報シグナルを伝える物質（マイオカイン）を放出します。

マイオカインは脳に神経細胞やニューロンを増やすシグナルを、血管には血管内皮を修復するシグナルを、その他、あらゆる臓器に修復シグナルを伝えます。

視床下部からの指令は、がんを予防し、さらに、がんがある場合は治してくれる可能性もあります。そして、体全体が修復されるので、見た目が若くなります。

脳、血管、その他の臓器の修復、がんの予防は、私が行った大腸の酪酸を増やす人体実験では、確認できませんでした。

正確に言うと、確認できなかったのは、臓器の修復やがんの予防は、肉眼で観察することができないからです。

しかし、大腸の酪酸の増加は、このような臓器レベルの若返りを起こすことは間違いありません。

なぜなら、大腸の酪酸を増やしている人は、全員若く見えるようになるからです。臓器レベルで若返らなければ、見た目で若く見えることはあり得ないことです。

今井氏のＮＡＤワールド２・０は、真実に近い仮説であると思います。

ところがどうでしょう。なんと、ＮＡＤワールド２・０には大腸が含まれていないのです。

ただし、今井氏は脂肪細胞と骨格筋以外にも「長寿化」に関与する臓器が存在することを認めています。

私はその臓器こそが大腸であり、「大腸が寿命延伸の中心」だと確信しています。

腸内フローラが「長寿遺伝子を活性化する」という小柳津広志の仮説

実は、私の実験では、酪酸を増やすフラクトオリゴ糖類ＦＯＳを摂っている人は、全員、体温が上がりました。しかも、ほとんどの人が０・５℃以上、上がったのです。人によっては37・２℃になったという人もいました。

私は大腸の酪酸が増えるとなぜ体温が上がるのか、長い間、理由が分かりませんでした。

大腸の酪酸が増えると睡眠が改善される。
身体活動が活発になり、髪の毛が太くなり、肌がツルツルになる。

これらのことも観察していました。

今井氏の長寿遺伝子活性化と同じことが起こっているのです。

私の体温も平均的な体温（59ページ図３で示されている平均体温）より０・１〜０・２℃

高く、36・2〜37・0℃の間で保たれています。

ところが、現代の日本人の多くがこの体温より大幅に低いという報告があります。株式会社エムティーアイが、運営する月経管理アプリ「ルナルナ」利用者のデータを集計したところ、現代女性には、平均基礎体温が36・0℃を下回る人が38・8%もいたということです。

基礎体温は起床時に測るので、36・0℃以下の人は、平均的な人より0・3℃以上低いということになります。

実は私も大腸の酪酸を増やす前は、起床時の体温は36・0℃以下でした。酪酸を増やしている現在は約36・4℃になっています。

私は、**大腸の酪酸の体温上昇作用から酪酸が増えると、今井氏の報告している長寿遺伝子活性化が起こる**と確信するようになりました。

そこで、私は大腸の酪酸の作用として、次ページ図6のような仮説を提唱します。

図６　大腸の酪酸の体温上昇作用
（大腸の酪酸の長寿遺伝子活性化仮説）

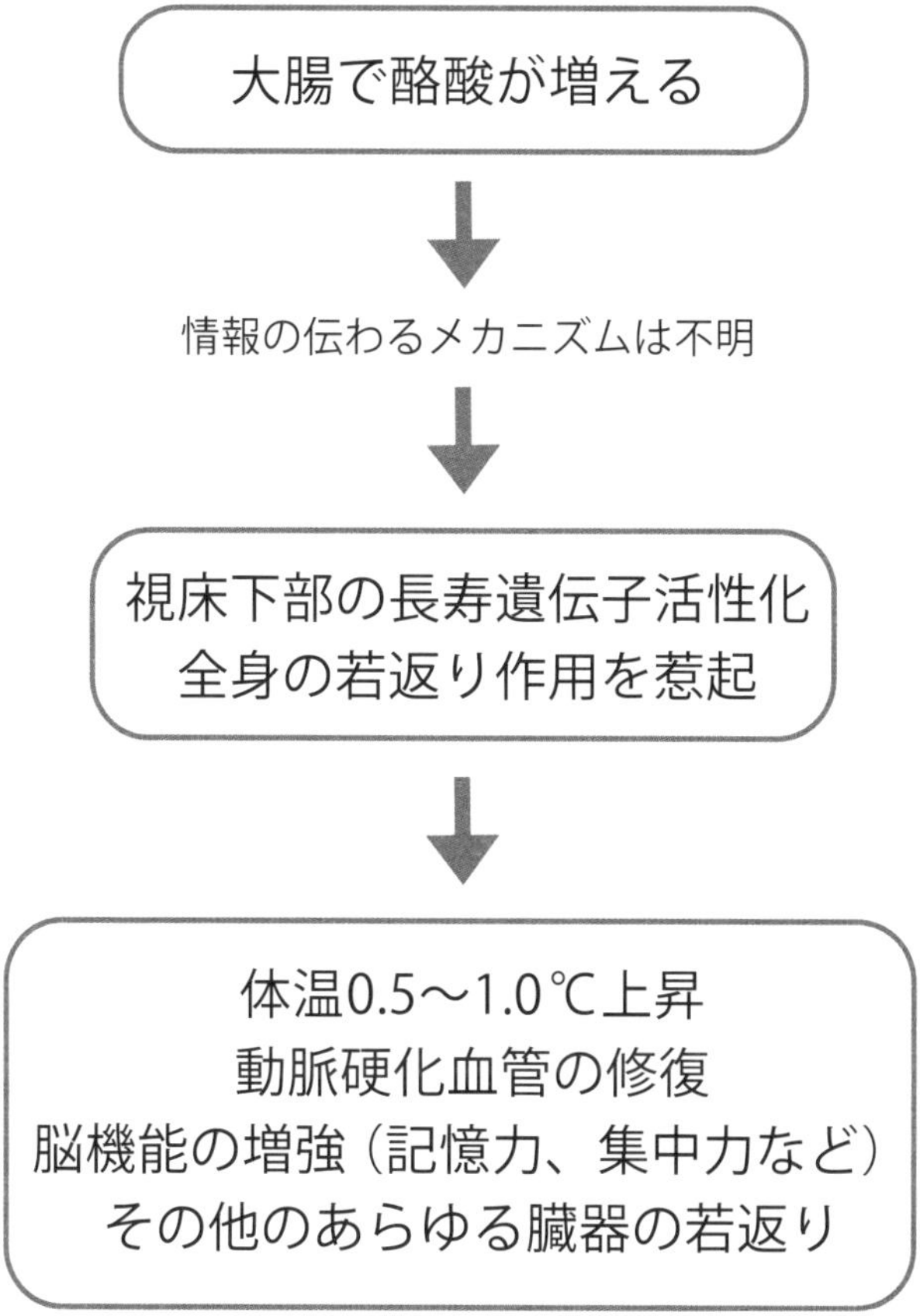

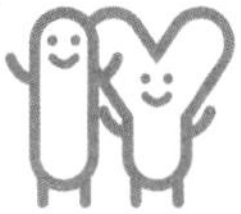

もう一つの視床下部の関わる若返り仮説

今井氏の説と異なる若返り説も紹介します。

チャン氏ら（※14）は、視床下部の内側基底部でミクログリア（脳内の免疫細胞）や神経細胞の炎症が抑えられることによって、若返りと寿命延伸が起こることを報告しています（次ページ図7）。

図7は視床下部ですが、NF―κBは炎症の起点になるタンパク質です。

NF―κBはIKKβというタンパク質によって活性化されます。

この活性化をIκB―α（NF―κB阻害タンパク質）で抑えると、炎症反応が抑えられて、GnRH（性腺刺激ホルモン放出ホルモン）の分泌が増えます。

その結果、GnRHが認知機能の改善、筋線維増加、骨量増加、肌の若返りなどの反応

図７ チャン氏らによる視床下部による寿命延伸仮説

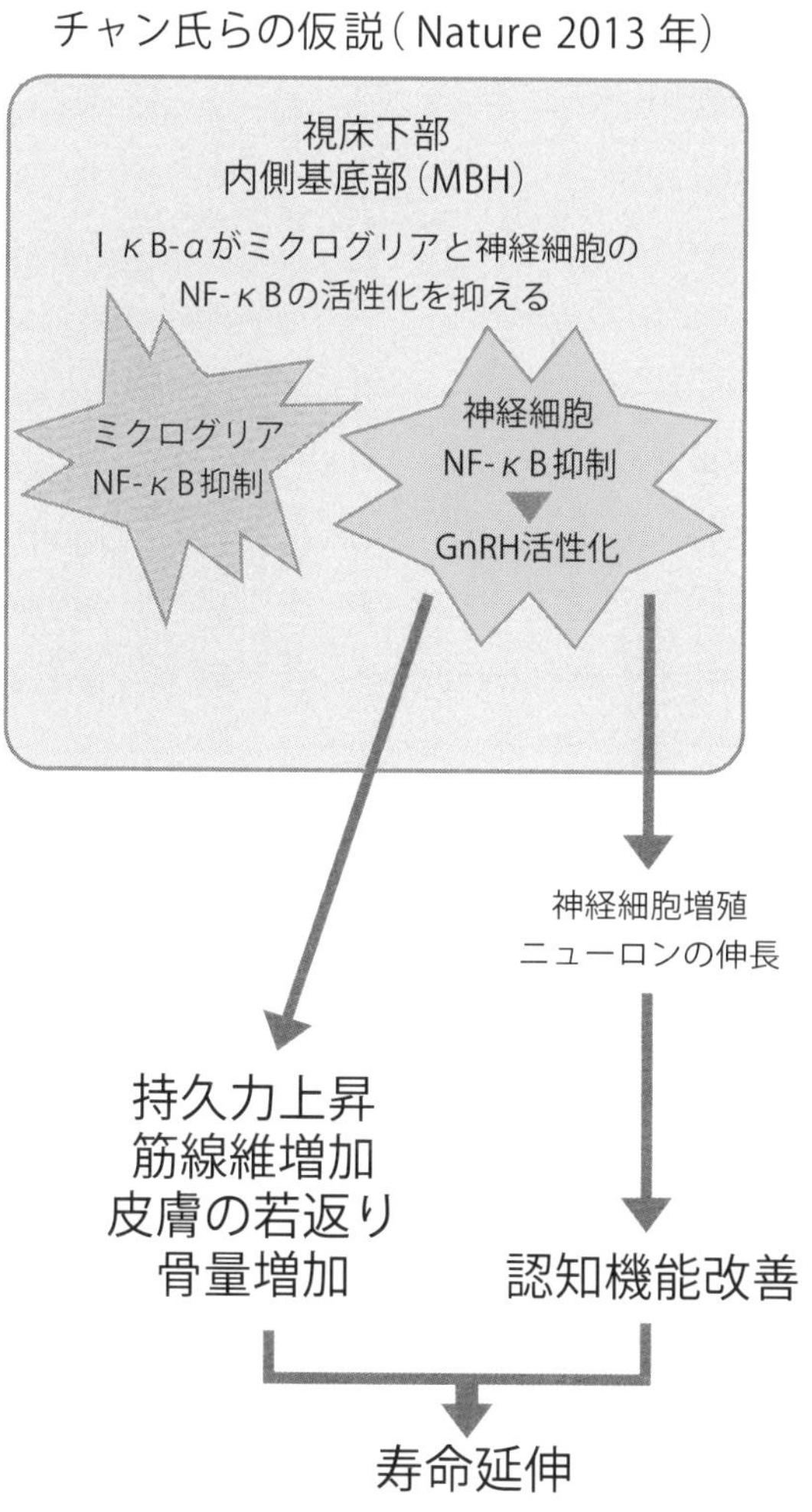

を起こすという仮説です。

これはネズミ（マウス）での実験に基づく仮説ですが、視床下部の炎症（NF―κB）を抑えると、ネズミの寿命が延伸することが確認されています。

私の行っている大腸の酪酸を増やす実験でも、酪酸は全身の制御性T細胞の活性を上げて、視床下部のミクログリアや神経細胞の炎症が抑えられます。

大腸の酪酸を増やすと、チャン氏らの報告しているルートでも、**アンチエイジング効果を発揮する可能性が高い**と考えられます。

長寿遺伝子活性化が あなたを幸福にする

大腸の酪酸が行っていると推定される長寿遺伝子の活性化は、マイオカインの作用、炎症抑制、血流促進などによって脳機能を飛躍的に上げます。

私たちにとって、最もありがたいことは、大腸の酪酸が脳の炎症を抑えて脳機能が上がると、気分がよくなることです。

気分がよくなると、活動的になります。

この結果、家族も明るくなり、家庭も円満となります。

また、仕事関係や近隣住民との関係もよくなります。

さらに、社会的な活動も活発になり、社会に貢献できるようになります。

長寿遺伝子を活性化すると、精神的に豊かな生活が送れるようになります。

第3章

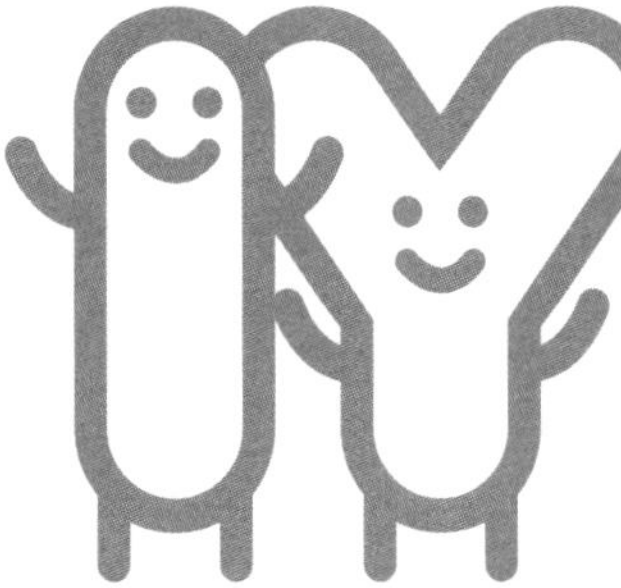

便秘症は
酪酸菌を増やせば
治る

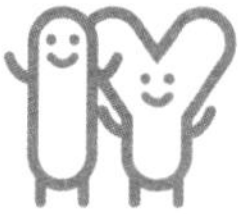

便秘症の診療基準は腸内フローラをまったく無視している

慢性便秘の最新の診療基準は２０２３年7月に出版されました（※15）。

この診療基準では、腸内フローラの改善法について、何も書かれていません。

原因のはっきりしている便秘以外は、生活習慣が原因だと書かれています。

驚いたことに、生活習慣の具体的な改善法が書いてないのです。

これでは、診療基準になりません。


ちなみに、原因がはっきりしている便秘とは、狭窄性器質性便秘症、薬剤性便秘症、原因となる疾患のある症候性便秘症と書かれています。

そして、

「**それ以外は生活習慣の改善で治す**」

と書かれています。

実は、**慢性便秘症のほとんどは原因のはっきりしない便秘症**なのです。

原因のはっきりしない便秘症について、生活習慣の改善が重要と書かれていますが、そのあとの項目に、薬を使って改善する方法が続いています。

その方法は、浸透圧性下剤（大腸の水を増やすための酸化マグネシウムやポリエチレングリコール）、プロバイオティクス（乳酸菌、ビフィズス菌などの菌体）、膨張性下剤、消化管運動機能改善薬、漢方薬、上皮機能変容薬、胆汁酸トランスポーター阻害薬、刺激性下剤、坐剤、浣腸となっているのです。

プロバイオティクスは乳酸菌やビフィズス菌の菌体ですので、腸内フローラを変えるための薬のようです。プロバイオティクスではビオフェルミンが有名です。

ところが、口から腸に菌体を入れても大腸では定着しません。

「プロバイオティクスは便秘に何の効果もない」という認識が、腸内細菌研究者の常識です。

ですから、2023年の診療基準には腸内フローラを改善する薬は一つも含まれていないのです。

便秘の原因は、大腸に酪酸菌が少ないことです。

大腸の酪酸は大腸のエネルギー源となって、大腸の蠕動《ぜんどう》運動（胃腸が動いて便を押し出す運動）を活発化します。蠕動運動が活発になれば、便は押し出されます。

さらに、大腸で酪酸が増えると、アッカーマンシアという細菌が増えて、ネバネバ物質であるムチンを増やします（※16）。

大腸、特に直腸の表面でムチンが増えると、便は滑るようにスルッと一瞬で出るようになります。

医師や製薬企業は便秘を治す方法をつくれない

便秘は、国民の３人に２人が悩む症状です。

当然、医師や製薬企業は便秘を治す方法の開発をしています。

ところが、**医師や製薬企業の研究者は、便秘を治す方法はつくれない**のです。

医師は医学部を卒業して医師免許を取得します。

実は、医学部では「腸内細菌学」の教育は受けないのです。

腸内細菌学ばかりか、便秘の原因となる食べ物の科学、つまり、栄養学の講義も受けることはないのです。

製薬企業の研究者は、ほとんどが薬学部か獣医学科を卒業していますが、薬学部や獣医学科でも、栄養学や腸内細菌学の教育は受けません。

そもそも、日本の大学で「腸内細菌学」という講義はほとんど行われていません。

つまり、**便秘を治す方法を研究している研究者は、腸内細菌学と栄養学を知らない**のです。

便秘もそうですが、下痢も原因は腸内フローラの悪化です。

腸内フローラを改善する手法を知らない研究者が、便秘も下痢も治せるはずがないのです。

酪酸菌を減らして便秘を悪化させる抗生物質

抗生物質を服用すると、大腸では多くの腸内細菌が死滅し、抗生物質に耐性の遺伝子を持つ細菌、つまり「抗生物質耐性菌」が増加します。

死滅する細菌はビフィズス菌や酪酸菌などで、増加する細菌はプロテオバクテリア門というグループが中心です。

プロテオバクテリア門の細菌には、下痢や腹痛を起こす細菌がたくさんいます。赤痢菌、腸チフス菌、コレラ菌、サルモネラ菌、カンピロバクター、病原大腸菌（O―157など）などたくさんの病原性細菌が含まれます。

実は、ここに挙げたような有名な病原性細菌だけでなく、ほとんどのプロテオバクテリア門細菌は、細胞の表面にリポ多糖（LPS）という毒性物質を含んでいます。

LPSの一部にリピドAという部分があり、これが下痢を起こします。

一方、**便秘は大腸内の酪酸が減少することが原因で起こります。**

抗生物質服用によって、運よくプロテオバクテリアが増えなくて下痢を免れたとしても、酪酸は減るので、便秘ぎみになる人も多いのです。

大腸内の細菌は、小腸で分解・吸収されなかったカス（食物繊維）をエサとして増殖します。

また、細菌にはそれぞれ好みのエサがあるので、食べた物によって増える腸内細菌は異なります。

一度、プロテオバクテリア門の細菌が増えた人は、この病原性細菌のエサとなる食品を食べると下痢が起こるようになるのです。

このようなメカニズムによって、抗生物質を服用すると、腸内フローラが変化し、基本的に便秘ぎみになります。

また、プロテオバクテリア門細菌が増えた人は、食べた食品によって下痢や腹痛を起こす細菌が増え、下痢や腹痛を繰り返すようになるのです。

つまり、**抗生物質を服用すると、便秘や下痢を繰り返すようになる**のです。

この症状を医学では、「過敏性腸症候群」と呼んでいますが、過敏性腸症候群は単なる腸内フローラの乱れにすぎないのです。

腸内フローラの乱れを治せば、過敏性腸症候群は簡単に治るのです。

ところが、下痢や腹痛を起こす細菌は非常に種類が多いので、どのような細菌が下痢を起こしているのか、特定することはできません。

下痢を起こす細菌の種類が分かれば、その菌を殺せば下痢は改善されます。

しかし、どのような病原性細菌が下痢を起こしているか分かりません。

病院では対応不能な状況となり、過敏性腸症候群の人は放置されるのです。

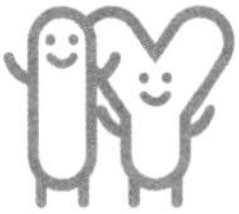

便秘薬を乱用すると便秘が悪化する

古来より人間は便秘に悩まされてきた歴史があり、便秘薬にも長い歴史があります。古代エジプトで発見された世界最古の医学文書『エーベルス・パピルス』には、センナやアロエなどが下剤として記載されています。

センナとはアフリカ原産の生薬で、葉や実にアントラキノンの一種「センノシド」を含み、長い間、便秘薬として使われてきました。

現在では、センナは刺激性下剤に分類されています。硬い便を柔らかくして、蠕動運動を誘発する目的で、一時的に使われる薬です。

ところが、センナなどに含まれるアントラキノン系化合物は非常に危険な副作用を示します。

アントラキノン系化合物は、長期的に服用すると、大腸の蠕動運動が起こらなくなりま

す。

また、さらに悪いことには、大腸表面が黒くなり、大腸が死んだような状態になってしまうのです。

これが、アントラキノン系刺激性下剤の副作用です。

長期服用者は、使用を止めたとしても、蠕動運動が再開しない場合も多いのです。

また、アントラキノン系刺激性下剤を長い間使用した人は、一生、下痢を誘発して排便することになるのです。

刺激性下剤に分類されているものには、アントラキノン系以外のビサコジルやピコスルファートナトリウムがありますが、これらはアントラキノン系ほど悪い副作用はありません。

現在、便秘薬にはさまざまな薬剤が使用されていますが、なんと、アントラキノン系の薬剤が処方される割合が圧倒的に多いのです。なぜなら、使い始めはアントラキノン系薬剤が圧倒的に高い効果を発揮するからです。

現在使用されているアントラキノン系刺激性下剤は、センナ、大黄、ケープアロエ、カスカラサグラダなどの植物、および有効成分のセンノシドを配合したものなどがあります。また、これらの危険な便秘薬は医師が処方することが多いのですが、ドラッグストアでも販売されています。

アントラキノン系成分が入っている商品名をリスト（次ページ表2）にしましたので、これらは絶対に使用しないでください。

刺激性下剤を含む商品で、うっかり使ってしまいそうなものが、「便秘対策用のお茶」です。

便秘対策用のお茶にはキャンドルブッシュ（ゴールデンキャンドル、ハネセンナなど別名で表示されることもある）が入っており、この植物にはセンノシドが入っています。便秘対策用のお茶も絶対に使用しないでください。

表２　アントラキノン系成分を含む便秘対策薬など

販売形態など	商品名
処方薬	プルゼニド錠 センノシド錠 アローゼン顆粒 ピムロ顆粒 ヨーデルs糖衣錠 カスカラサグラダ流エキス
配合成分として表示される植物名（生薬名）	センナ 大黄 ケープアロエ カスカラサグラダ キャンドルブッシュ （別名 ゴールデンブッシュ） （別名 ハネセンナ） （別名 カッシア・アラタ）
便秘薬名および漢方便秘薬名	タケダ漢方便秘薬 大正漢方便秘薬 皇漢堂漢方便秘薬 ワカ末漢方便秘薬 アロエ錠 ウィズワン ウィズワンα ウィズワンエル　　など
漢方薬	調胃承気湯 麻子仁丸 大黄甘草湯 桂枝加芍薬大黄湯 防風通聖散 桃核承気湯 潤腸湯　　など
便秘対策茶	スッキリ茶 モリモリスリム　　など

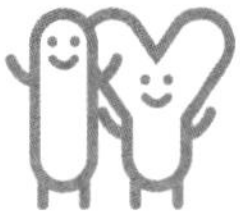

誰も教えてくれなかった便秘の治し方

便秘を治す方法は、とても簡単です。

大腸の酪酸菌を増やすフラクトオリゴ糖類FOSをたくさん摂ればよいだけです。

FOSを食事で摂る方法は、第6章で説明します。

食事で摂るのが面倒な方は、サプリメントでもかまいません。

便秘は1日10～20gのFOSを摂れば、解消されます。

ただし、一つ問題があります。

FOSを10～20g摂ると、生成される酪酸が大腸のエネルギー源となり、大腸は非常に元気になります。

困ったことに、大腸が元気になると大腸は水分を激しく吸収します。

その結果、便が硬くなってしまいます。

人によっては、ＦＯＳを摂ると便秘が悪化したように感じますが、これは、便が硬くなるからです。

ところが、ＦＯＳをさらに多く摂るとどうなるでしょう？

たとえば、30g以上／日で摂っていると、ムチンを増やすアッカーマンシア菌が増えるのです。

ムチンは大腸の細胞がつくるネバネバ物質です。

ムチンが増えると、硬い便がスルッと出るようになります。

ムチンを増やすアッカーマンシア菌はがんの発生を抑えたり、糖尿病に効果を発揮したり、リーキーガット（腸もれ）を改善したり、さまざまな健康効果を発揮してくれます（※17）。

ですから、フラクトオリゴ糖類ＦＯＳは酪酸菌を増やして蠕動運動を促し、アッカーマンシア菌を増やし、さまざまな健康効果を誘導する強力な食物繊維なのです。

ここで、便の硬さについて憶えておいてほしい常識をお伝えします。

実は、**便は硬いほうが大腸は元気だ**ということです。

シカ、ウサギなど野生の草食動物の便はみなコロコロしています。

逆に「便が柔らかい」ということは、大腸の状態が悪いことを示しているので、注意してください。

高齢者の便秘も簡単に治る

高齢者、特に高齢女性は筋力が弱く、腹筋も弱くなりがちです。

このため、高齢者には便秘に悩む人がたくさんいます。

もちろん、便秘改善の基本は運動です。

運動を習慣としていれば、腹筋も強くなり、便通を改善します。

ところが、ほとんどの高齢者は十分な運動ができない、または、やらない生活を送っています。

このような高齢者に対して、フラクトオリゴ糖類FOSは驚くような効果を発揮します。

第5章で詳しく説明しますが、**大腸の酪酸を増やすと、脳の炎症が抑えられ、非常に活動的になる**のです。

また、社会的活動や趣味のための行動を積極的に行うようになります。

FOSは蠕動運動を活発化させる効果に加えて、身体の活動度を上げることによって、さらに便通をよくするのです。

ビフィズス菌製剤、乳酸菌製剤で便秘は治せない

病院で、便秘改善のために、ビフィズス菌や乳酸菌が入っている薬剤が処方されることがあります。

ビオフェルミン、ビオスリー、ラックビーなどがよく使われています。

このような菌体が入った製剤はプロバイオティクスと呼ばれています。

前にも説明したように、経口的に外部から菌体を腸内に入れても、大腸には定着しないのです。

一般的に腸の粘膜では新たに外から入ってきた菌に対してIgAという抗体がつくられます。IgAは新参者の菌にくっついて、定着させないようにします。

このIgAによる識別は菌の種類を識別するのではなく、菌株を識別して定着させないようにします。

たとえば、もともとビフィズス菌の1種であるビフィドバクテリウム・ロンガムのA株が生息している人に、別の菌株B株が侵入してきた場合、B株は増殖はできないのです。

基本的に、経口的に取り入れるビフィズス菌製剤は効果を発揮しないのです。

さらに、乳酸菌製剤に入っている乳酸菌は大腸で生育する菌ではありませんので、**乳酸菌製剤はまったく摂取する意味がない**のです。

菌体を含む製剤は何の効果も発揮しないのに、いつまでたっても販売され続けています。

これは「微生物菌体を飲むと体によい」という考えが、私たち消費者に刷り込まれていることを利用して、販売業者はあたかも詐欺商法のように、売りつけているのです。

このように菌体製剤は問題があるものですが、なんと、病院では、便秘の患者に積極的に処方しているのです。

みなさんの中にも、菌体製剤を処方されたけれど、何の効果もなかったという方が大勢いると思います。

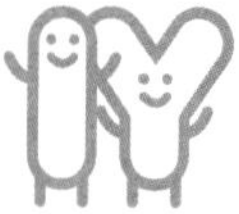

酪酸菌製剤も ほとんど効果は期待できない

酪酸菌製剤も、便秘や下痢に使われることがあります。

酪酸菌製剤でよく使用されるものに、「ミヤＢＭ」および「強ミヤリサン」という商品があります。

ミヤＢＭ、強ミヤリサンは非常に歴史が古く、約80年前から菌体製剤として販売されています。

ミヤＢＭに入っているクロストリディウム・ブチリカムという種は、大腸にはごくわずかしか生息していない種類です。

おそらく、この菌体を服用してもほとんど増殖しないでしょう。

一方、この菌体を利用したいと考える商売人はたくさんいるので、さまざまな臨床試験を行い、糖尿病に対する効果などさまざまな効果を報告しています。

ところが、これらの臨床試験はほとんどがネズミ（マウス）で行われているもので、人に対する効果は確認されていないのです。

ミヤＢＭが人に対して、何らかの効果を発揮する可能性も否定できません。

もし、このクロストリディウム・ブチリカムの菌体が効果を発揮したとすると、大腸で大量に生息する酪酸菌フェーカリバクテリウムの菌体を服用すれば、さらに大きな効果を発揮する可能性が高いでしょう。

何も、クロストリディウム・ブチリカムを使う必要はないのです。

このように、酪酸菌製剤も効果的に便秘を改善するものではありません。

菌体を服用するより、**酪酸菌のエサであるフラクトオリゴ糖類ＦＯＳを摂取するほうがはるかに効果が期待できる**のです。

腸内洗浄は何の効果もない

「コーヒーエネマ」と呼ばれる大腸洗浄が、若い人の間で流行っています。

便秘を改善する薬剤を入れたコーヒーを、肛門から浣腸のように入れるというものです。


率直に言って、これは、面倒くさい方法です。

薬剤を体に入れることも問題を起こします。

便秘は、ただ単に、少し甘みのある美味しいフラクトオリゴ糖類ＦＯＳを飲むだけで治ります。


わざわざ器具を用意して、面倒くさい操作をする必要はありません。

第4章

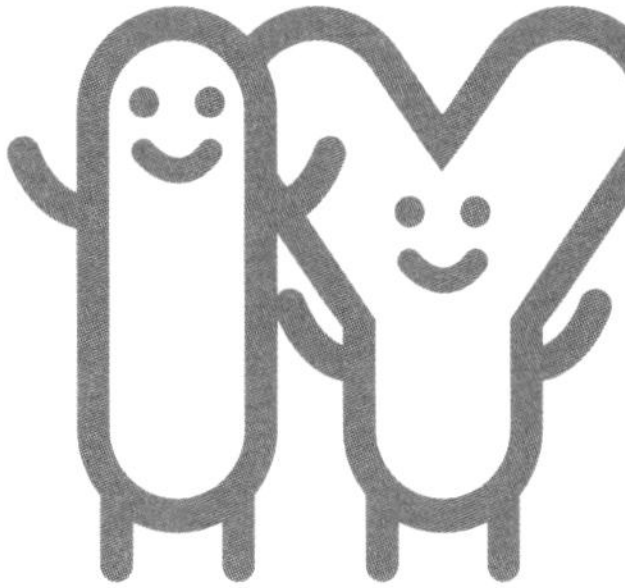

下痢症（過敏性腸症候群）はビフィズス菌を増やせば治る

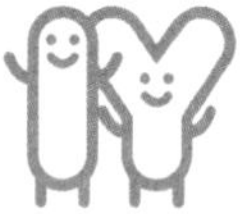

下痢症の原因は病原性細菌の増加である

便秘と下痢は抗生物質服用による腸内フローラの悪化で起こります。

ここでは、下痢症（過敏性腸症候群）について説明します。


医学では、ひどい下痢症を「慢性下痢症」と呼んでいます。

医学関係の学会から、慢性下痢症の診断・治療に関する書籍が、２０２３年になってようやく出版されました（※18）。

では、それまで病院では、ひどい下痢症の患者をどのように扱っていたのでしょうか？


この「慢性下痢症の診療ガイドライン」によれば、下痢症は薬剤性下痢症、食物起因性下痢症、下痢の原因となる疾患を有する症候性下痢症、感染性下痢症、器質性下痢症、胆《たん》汁《じゅう》酸が過剰に分泌される「胆汁酸性下痢症」に分けられるとしています。

そして、これら以外の原因不明の下痢症を「機能性下痢症」と呼んでいます。

慢性便秘症の診療ガイドライン（※15）でも、「原因不明の便秘症は、生活習慣の改善で治す」ことができると書かれていました。

慢性下痢症も同じように、

「原因不明の下痢症は、生活習慣の改善で治す」

と書かれています。

しかし、慢性便秘症の診療ガイドラインと同様に、慢性下痢症の診療ガイドラインでも、「生活習慣の改善とは何か」が、どこにも書かれていないのです。

これでは、病院の消化器内科の医師は、原因不明の下痢症に対処することができません。

また、この診療ガイドラインでも、慢性下痢症と下痢と便秘を繰り返す症状の過敏性腸症候群との違いをまったく説明していません。

さらに、悪いことに、原因不明の慢性下痢症の原因を「精神的なストレスだ」と決めつけているのです。ストレスが原因と決めつけているため、「心理療法を行うのが有効である」と書かれているのです。

一般に精神的なストレスが強いと、自律神経は交感神経が優位になり、胃腸は蠕動運動が弱くなります。

蠕動運動が弱い状態では、便は肛門のほうに送られませんので、便秘になります。

それなのに、なぜ、このガイドラインでは、「ストレスが慢性下痢症を起こす」と書いているのでしょうか？

実は、私の会社には、「毎日のように下痢が起こって困っている」という悲痛な問い合わせが絶え間なく届いています。

その数は累計で１０００件以上に達しています。

ある時、女子高校生からの問い合わせがありました。

「毎日下痢が起こるので、東京の大学に進学したいけど、進学できない」と悩んでいるというのです。

専業主婦の方からは、「何十年も毎日のように下痢が起きているのですが、治せないですか？」というような問い合わせもありました。

この主婦の方は、家庭内の関係も良好で、平穏に過ごしており、ストレスなどほとんどない方です。にもかかわらず、毎日のように下痢が起こるのです。

それから、慢性的な下痢に悩まれている方は、必ず「病院に行っても治してくれない」というのです。

私は何とか「原因不明の慢性下痢症」を簡単な方法で治したいと強く思うようになったのです。微生物学者である私は、直観的に、

「慢性下痢症は、大腸内にいる下痢を起こす細菌が原因だろう」

と考えたのです。

この仮説に基づいて、慢性下痢症の改善法の開発に取り組みました。

そして、約2年の試行錯誤を経て、改善法を完成しました。

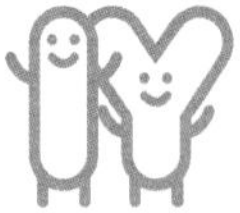

下痢はミルクオリゴ糖で ビフィズス菌を増やせば治る

慢性下痢症および過敏性腸症候群の治し方は、実に簡単な方法です。

ここでは、過敏性腸症候群は慢性下痢症と区別していません。

過敏性腸症候群は下痢と便秘を繰り返すという概念ですが、基本的に、慢性下痢症と同じ原因で起こるので、区別する必要はないと考えたからです。

慢性下痢症および過敏性腸症候群が発生するメカニズムを説明します。

私たちは、次ページ図8上図のように、通常の生活をしていれば、酪酸菌が多く、ビフィズス菌が少し生息し、大腸菌群などの病原性細菌は非常に少ない腸内フローラを保ちます。

ところが、図8下図のように抗生物質を服用すると、たちまち、腸内フローラは変化し、**酪酸菌とビフィズス菌が減少し、病原性細菌が増えます。**

図８　抗生物質服用による腸内フローラの悪化

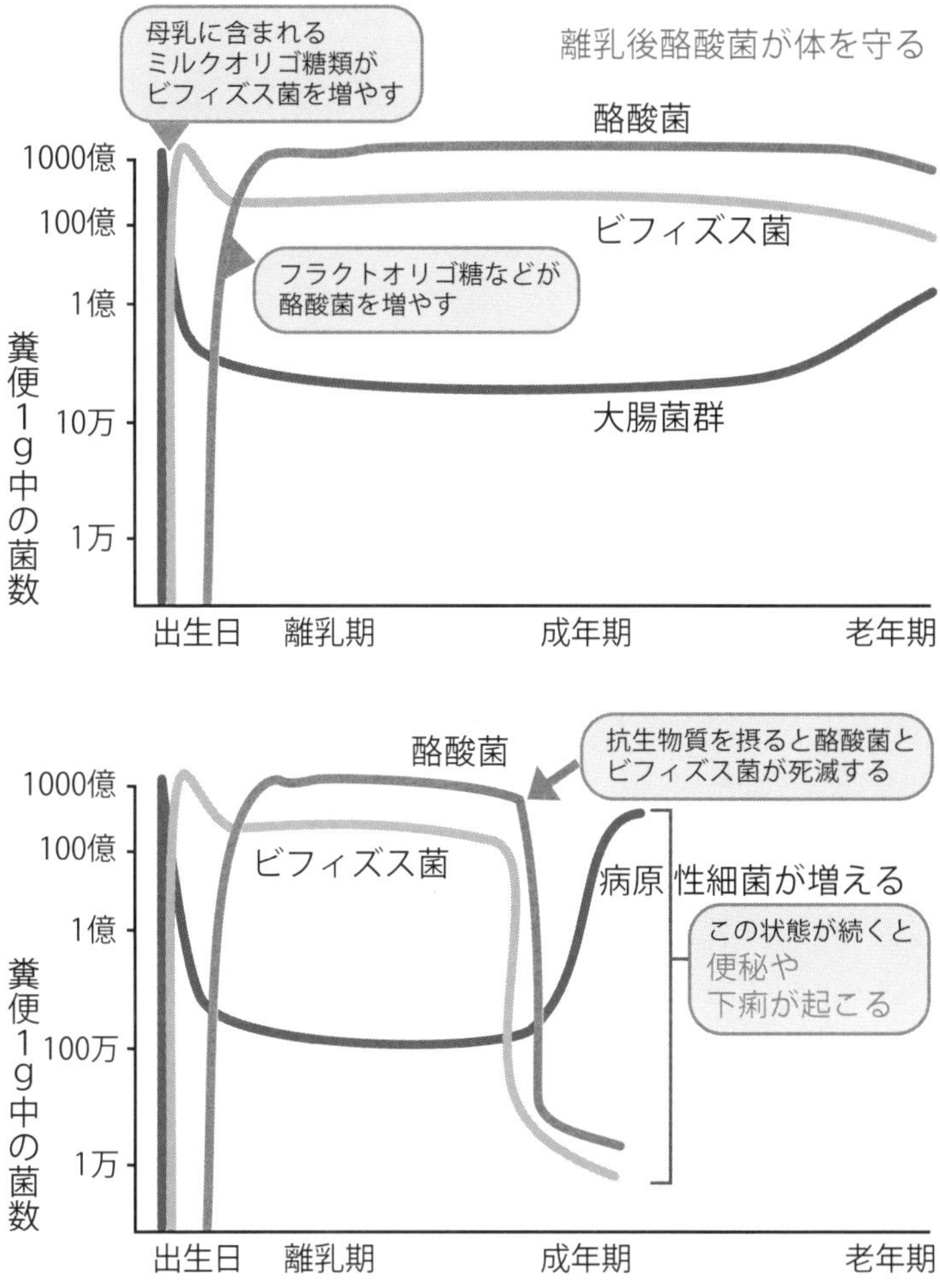

上の図は正常な腸内細菌の経年変動、
下の図は抗生物質服用によって起こる腸内フローラの悪化。

実は、前ページの図8下図では病原性細菌の増加を強調するために、病原性細菌が急増し、酪酸菌とビフィズス菌が急減するように、強調して描いています。

実際には、こんなに極端に病原性細菌が増えるわけでもなく、こんなに極端に酪酸菌とビフィズス菌が減るわけでもありません。

図8下図に示すように、病原性細菌が増えたあとで、抗生物質の服用を止めても病原性細菌は減ることはありません。

酪酸菌、ビフィズス菌、病原性細菌、これらはすべて、もともと大腸に生息していた細菌です。

そのため、これらの細菌はすべて小腸で分解・吸収できなかったカス（食物繊維）をエサとして、生育する細菌なのです。

病原性細菌も同じエサを食べているので、簡単には減りません。

では、抗生物質を服用すると、なぜ病原性細菌が増えるのでしょうか？

それは、病原性細菌として増殖する細菌は抗生物質耐性のものが多く、酪酸菌とビフィズス菌は耐性がないからです。

次に、この状態の腸内フローラから、病原性細菌を減らすにはどうしたらよいのでしょうか？

図８上図の一番左の部分を見てください。

自然分娩で生まれたすべての赤ちゃんは、生まれたばかりの時は、腸の中が病原性細菌（大腸菌群）だらけになります。

ところが、母乳を与えると、その次の日には病原性細菌は激減します。

これは、母乳に含まれている「ミルクオリゴ糖」がビフィズス菌を増やすからです。実は、ビフィズス菌は雑菌を減らす力が非常に強く、ビフィズス菌と病原性細菌は競争関係にあります。

つまり、**ビフィズス菌が増えると、病原性細菌は減る**のです。

母乳には約2％のミルクオリゴ糖が入っていますが、ミルクオリゴ糖は、生まれたばかりの赤ちゃんを守るために母乳に加えられているのです。

このミルクオリゴ糖で赤ちゃんを守る仕組みは、すべての哺乳類に共通です。

私は、このミルクオリゴ糖が病原性細菌を減らす仕組みを、下痢を起こした離乳後の幼児や子ども、さらには成人に適用したのです。

下痢を治すには、ミルクオリゴ糖が必要です。

ミルクオリゴ糖は母乳に含まれているオリゴ糖の総称で、特定のオリゴ糖の名称ではありません。

そこで、私は、**いろいろあるミルクオリゴ糖の中から、ガラクトオリゴ糖を使うことにしました。ガラクトオリゴ糖は複数の製糖会社から販売され、ミルクオリゴ糖の中で最も安価なもの**だからです。

ただし、ガラクトオリゴ糖の取り扱いには注意が必要です。ガラクトオリゴ糖は非常に吸湿性が高く、夏季には吸湿して、たちまち液状になってしまうのです。

私はガラクトオリゴ糖を真空パックし、慢性的に下痢に苦しんでいる方に無料で差し上げて、下痢を治すことにしました。

現在では、慢性下痢症を治した人の数は約７００人に達しています。

成功率は約99%でした。

改善した約７００人の方からお話を伺って、分かったことがあります。

それは、下痢症の方にはさまざまなタイプがあることです。

「下痢だけ起こる人」「腹痛が伴う人」「吐き気のある人」「お腹の張りが伴う人」などさまざまな人がいました。

また、下痢の頻度もまちまちです。

毎日起こる人もいれば、特定の食品を食べた時に起こる人もいます。

このように、下痢症にはさまざまなタイプがあります。

これは、大腸で増えた病原性細菌の種類や量による違いだと考えられます。

それでは、下痢を治して腸内フローラを整える方法をお伝えします。

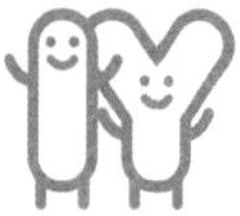

「下痢の治し方」「腸内フローラの整え方」のプロトコール(手順)

この方法は、2つのステップで行います。

ステップ1の「下痢の治し方」は、大腸内で増えている下痢を起こす病原性細菌を減らす処置です。

この処置ではビフィズス菌は増えますが、酪酸菌はほとんど増えません。

ステップ2の「腸内フローラの整え方」は、大腸内で酪酸菌を増やす処置です。

この処置では、酪酸菌とビフィズス菌が同時に増えて安定した腸内フローラを形成します。

下痢を治すには、**ステップ1とステップ2の方法を、必ず本書の順番で、セットで行ってください。**

【ステップ1 下痢の治し方】ビフィズス菌を増やす

1. ガラクトオリゴ糖（70％以上の高純度品）を1日5g摂取します。これで下痢が起こるようでしたら2～3gに減らします。摂取の時間はいつでも結構です。
2. 下痢が起こらない量を1週間続けて摂り、3g摂取量を増やします。
3. この量で下痢が起こらなければ、これを1週間続けます。
4. さらに3g程度ずつ増量してください。下痢が起こらなければ1週間ごとに3g程度増量します。
5. 最終的に1日20g以上摂取できるようになったら、これを2週間続けます。

【ステップ2 腸内フローラの整え方】酪酸菌とビフィズス菌を同時に増やす

1. ガラクトオリゴ糖の摂取を終えた翌日から、フラクトオリゴ糖（高純度品）を1日5g摂取します。下痢が起こらなければ、この量を3日続けます。これで下痢が起きた場合は、ステップ1の5を再度行います。

2. フラクトオリゴ糖摂取量を10g／日に増量し、この量を3日続けます。
これで下痢が起きた場合は、ステップ1の5を再度行います。
3. フラクトオリゴ糖摂取量を20g／日に増量し、この量を3日続けます。
これで下痢が起きた場合は、ステップ1の5を再度行います。
4. フラクトオリゴ糖摂取量を30g／日に増量し、この量を1週間続けます。
これで下痢が起きた場合は、ステップ1の5を再度行います。
5. フラクトオリゴ糖摂取量30g／日を1～2週間続けます。

ステップ2まで終えると、基本的に、**二度と下痢が起こらなくなります。**

ただし、日常生活を送っている間に下痢が起こった場合は、もう一度ガラクトオリゴ糖20g以上摂取を1週間以上行います。

慢性下痢症でない方でも、抗生物質服用後に下痢が起こった場合には、この操作を行って、腸内フローラを整えるとよいでしょう。

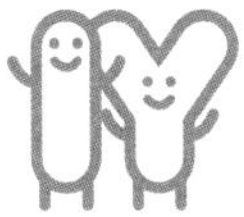

ミルクオリゴ糖を使っても1％の人は下痢が治らない

「慢性下痢症」の方で、100人に1人くらいの割合で、ミルクオリゴ糖を使っても下痢が治らない方がいます。

実は、ミルクオリゴ糖は乳糖を原料としてつくられます。

ですから、市販のミルクオリゴ糖には乳糖が数十％含まれています。

大腸菌群は乳糖が大好きな細菌ですので、ガラクトオリゴ糖に混入している乳糖を食べて増殖してしまいます。

私は、約700人の慢性下痢症の方を治しましたが、ガラクトオリゴ糖で改善されない方は、1％ほどいました。このような**難治性の慢性下痢症は、おそらく、95％以上の高純度ミルクオリゴ糖を使えば治る**と思います。

現状では高純度のミルクオリゴ糖は入手できませんが、精製は難しい作業ではありません。**近い将来、「慢性下痢症は100％、簡単に治る」日がやってきます。**

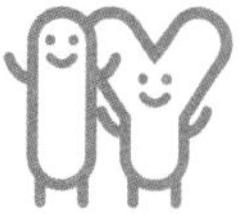

FODMAP（発酵性糖類）は下痢の原因ではない

FODMAP《フォドマップ》（発酵性糖類）制限食という概念は、オーストラリアのモナシュ大学によって、2005年に炎症性腸疾患の一つであるクローン病改善のための食事法として提案されたものです（※19）。

FODMAPは、具体的には、さまざまな食物繊維、フラクトオリゴ糖、ガラクトオリゴ糖、乳糖などの糖類、キシリトールなどの糖アルコールです。

つまり、小腸で分解されないで大腸で分解される糖類のことです。

「FODMAPを摂るとクローン病や潰瘍性大腸炎の症状が悪化することがあるため、これを制限すべきである」という報告です。

その後、FODMAP制限食は、過敏性腸症候群すなわち便秘と下痢を繰り返す症状の方にも有効なことが確認され、世界的に認められました。

現在、ＦＯＤＭＡＰ制限食は、過敏性腸症候群改善の第一選択肢のように使われるようになっています。

ＦＯＤＭＡＰを食べなければ、大腸にいる大腸菌群などの病原性細菌が増えないので、下痢の症状が抑えられるのは当然のことです。

しかし私は、過敏性腸症候群の改善のためのＦＯＤＭＡＰ制限食は、よくない手法だと考えています。

むしろ、「このような方法を考えた研究者は非常に稚拙である」と感じています。

なぜなら、ＦＯＤＭＡＰを摂らなければ下痢は治まりますが、ＦＯＤＭＡＰの摂取を再開すれば、元のように下痢が起こるからです。

要するに、**単なる対症療法で、根本的治療ではない**のです。

それに対して、私が開発した「下痢の治し方」と「腸内フローラの整え方」は、根本治療であって、二度と下痢を起こさないようにする方法です。

単なる腸内フローラの悪化にすぎない〝シーボ〟

シーボ（ＳＩＢＯ）は、「小腸内細菌異常増殖」（Small Intestinal Bacterial Overgrowth）を略したものです。

これは、ほとんどの医師がその原因と病態を認めていない症状です。

私も「シーボという症状は存在しない」と考えています。

シーボは、小腸で細菌が異常に増殖することで起こる胃腸の不調と報告されています。しかし私は、「小腸で細菌が異常に増殖することはない」と考えます。

食べた物は小腸を数時間という短時間で通過します。

小腸の細菌も食べた物をエサとして増殖するので、このエサがあっという間に通過してしまうと増殖する時間がありません。

実際に、小腸の大腸とつながる部分である回腸では、細菌数はせいぜい1000万個／g程度です。この数は大腸の約1兆個／gの10万分の1にすぎません。

また、小腸は酸素ガスがある環境ですので、発酵してガスを大量に発生する環境ではありません。

私は、非常に多くの自称「シーボです」という方にお会いしましたが、この方たちは、すべて、**シーボではなく単なる腸内フローラの悪化で大腸の不調を訴えている**だけでした。「自称シーボ」の方は、大腸の病原性細菌を減らして、酪酸菌を増やせば、症状がよくなりました。

ですから、私は、シーボという症状を見たことがありません。

「シーボは存在しない」と確信しています。

下痢止め薬は「下痢症」を治すものではない

みなさんは「ストッパ」という下痢を止める止瀉薬《ししゃやく》をご存じだと思います。注意してほしいのは、「止瀉薬は一時的に下痢を止める薬剤であって、下痢症を治すものではない」ということです。

これまで説明してきたように、下痢は抗生物質の服用によって、下痢を起こす病原性細菌が増加して起こる症状です。**病原性細菌を減らさなければ、決して治りません。**

ミルクオリゴ糖を使えば、病原性細菌は早い人では数日で減少します。ところが、ほとんどの方は、少なくとも4週間はかかるので根気強く治さなければならない症状です。

私の提案する、「下痢の治し方」と「腸内フローラの整え方」に従って改善してください。

毎日下痢をしても痩せることはない

「下痢をすると痩せる」と誤解している人が多くいます。

実は、「下痢で痩せることはない」のです。

毎日下痢をするという人で、痩せている人はほとんどいませんでした。

食べた物は胃でドロドロにされ、糖質、タンパク質、脂質、ビタミン、ミネラル類などの主要な栄養物は小腸で分解・吸収されます。

大腸では、おもに水分とミネラル類が吸収されます。

痩せるために下剤を使って下痢を起こしても、徒労に終わります。

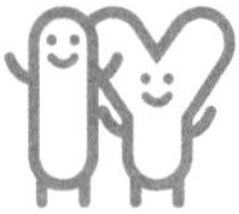

乳糖不耐症の本当の原因と治し方

「乳糖」は、牛乳などの乳製品にしか入っていない糖です。

牛乳をコップ2杯ほど飲むと、下痢が起こることを経験した人は多いと思います。

これが、「乳糖不耐症」です。

乳糖不耐症は、「赤ちゃんの時には、母乳に含まれる乳糖をエネルギー源として使うため、乳糖分解酵素（ラクターゼ）を小腸に持っているが、成長するにつれてラクターゼの活性が低下して、乳糖の分解ができなくなって下痢が起こる」と説明されています。

しかし、これは間違いです。

小腸にラクターゼが少ないとしても、乳糖は大腸に達すれば、すぐに、さまざまな細菌によって分解されます。乳糖だけが原因で下痢が起こることはないのです。

それでは、なぜ、下痢が起こるのでしょうか？

大腸で乳糖を分解する細菌は、「大腸菌群」と「ビフィズス菌」です。

ビフィズス菌と大腸菌群は乳糖が大好きなのです。

大人になるとビフィズス菌が少なく、下痢を起こす細菌である大腸菌群が多い人が増えます。


乳糖の分解の主役が大腸菌群の人は、下痢を起こします。

乳糖の分解の主役がビフィズス菌の人は下痢を起こしません。

実は、これが乳糖不耐症の本当の原因です。


この事実を確かめたい方は、簡単な実験で確認できます。

ガラクトオリゴ糖はビフィズス菌を強烈に増やします。

また、フラクトオリゴ糖もビフィズス菌を増やします。

ガラクトオリゴ糖やフラクトオリゴ糖を１日30gほど摂って、２週間もすると、ビフィズス菌が増加します。

２週間後には、牛乳を１ℓ飲んでも下痢は起こらなくなります。

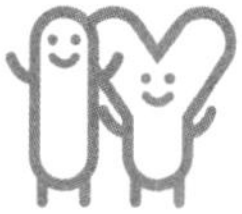

病原性細菌を減らし酪酸菌を増やせば、二度と下痢は起きない

たとえば、１カ月ほどガラクトオリゴ糖を１日20ｇほど摂っていれば、ビフィズス菌が増えて、大腸内では好ましくない細菌がほとんどいなくなります。

ビフィズス菌を増やしたあとで、酪酸菌を増やすフラクトオリゴ糖類ＦＯＳで酪酸菌を増やせば、腸内フローラは無敵になります。

酪酸菌が増えると粘膜からのＩｇＡ抗体の分泌が増えます。ＩｇＡ抗体は好ましくない細菌を除去する機能があるので、病原性細菌が増殖できなくなります。これで、下痢は二度と起こらなくなります。

さらに、**関節リウマチなどの自己免疫疾患、パーキンソン病なども起こらなくなる**と思います。

なぜなら、自己免疫疾患とパーキンソン病は腸内フローラの悪化が原因であることが強く疑われている疾患だからです。

実際に、酪酸菌を増やすＦＯＳの摂取で、パーキンソン病の症状が劇的によくなった方もいます。

また、ガラクトオリゴ糖による腸内フローラの正常化を行ったとしても、時として、抗生物質の服用を余儀なくされることがあります。

抗生物質を服用したあとは、「ガラクトオリゴ糖による腸内フローラの正常化」と、「酪酸菌を増やす処置を行う」ことを忘れないでください。

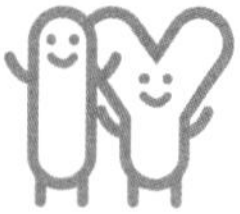

酪酸菌が増えていれば、食中毒になっても下痢にならない

非常によい腸内フローラを維持していると、食中毒の症状も抑えられます。

酪酸菌を増やす食生活をしている人で、細菌性食中毒になっても、ノロウイルスの感染があっても、下痢を起こさなかった人がたくさんいました。

食中毒も腸内フローラが悪いことが原因で、発症する病気かもしれないのです。

第5章

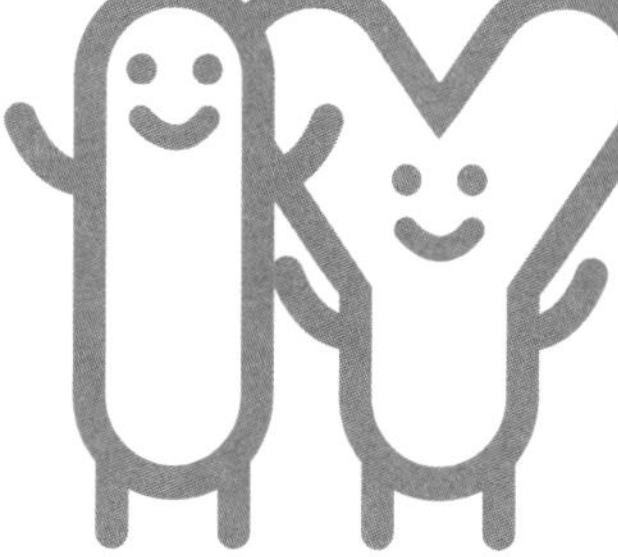

病気予防
だけではない、
酪酸菌の
すごい健康効果

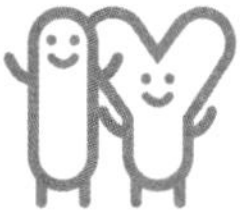

大腸の酪酸の4大健康効果

現在、私の開発した酪酸菌を増やすフラクトオリゴ糖類ＦＯＳの利用者は約10万人になっています。

この方たちからの聞き取りの結果から、大腸の酪酸の効果をまとめました（図9〜12）。この図には、私が推定した作用メカニズムを書き入れてあります。

大腸の酪酸の作用1（次ページ図9）は、酪酸が大腸のエネルギー源になることで起こります。

小腸で分解されない食物繊維を摂ると、大腸では酢酸、プロピオン酸、酪酸が生成されます。乳酸も生成されますが、生成されるとすぐに分解されてしまうので、少量しか残りません。

酢酸とプロピオン酸は、ほとんどが血液中に吸収されて体内で分解されます。

図９　大腸の酪酸の作用１

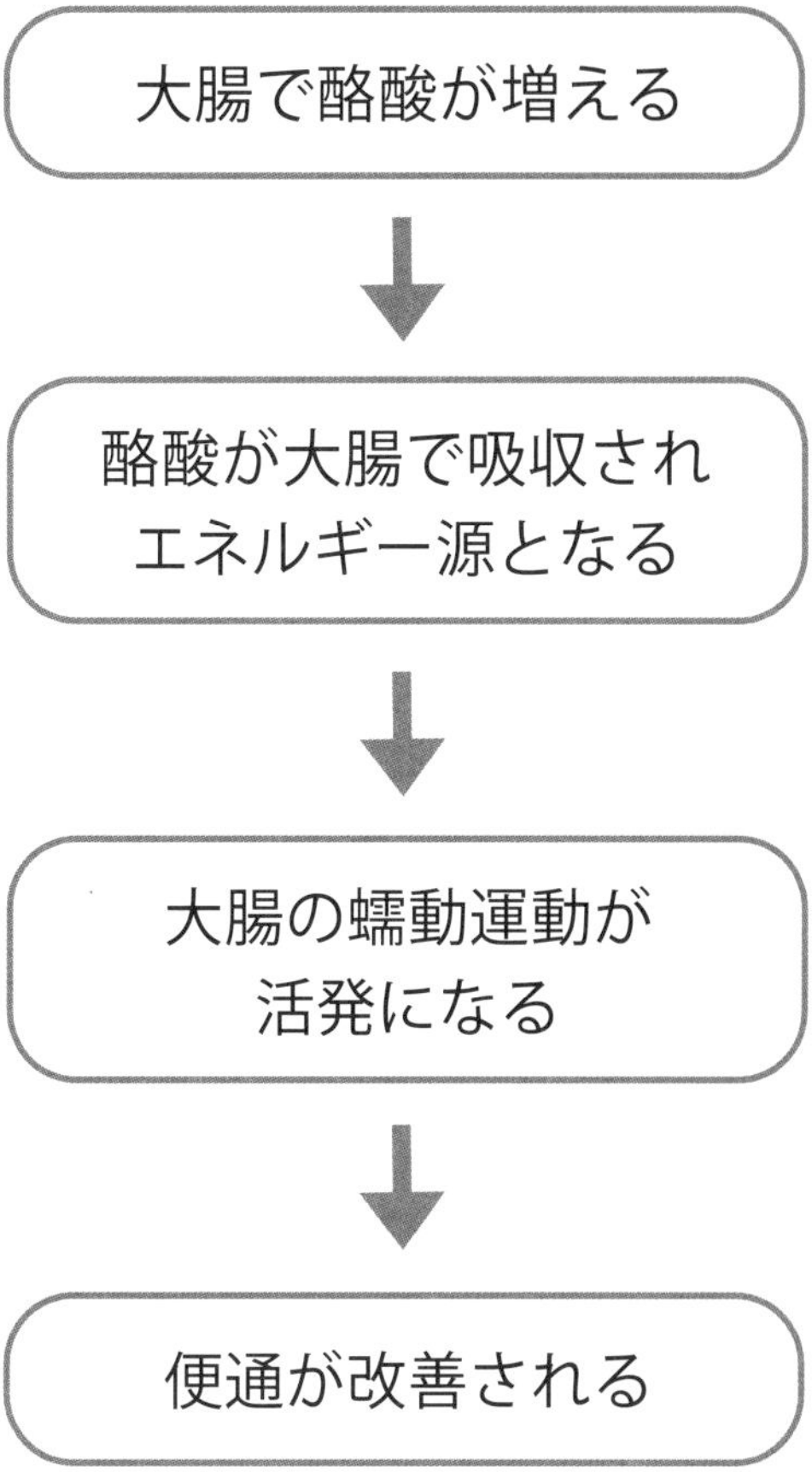
大腸で酪酸が増える
酪酸が大腸で吸収され
エネルギー源となる
大腸の蠕動運動が
活発になる
便通が改善される

酪酸は大腸のエネルギー源として利用されたり、腸管で免疫細胞の分化などに使われます。

ですから、「**生成される酪酸が多いと大腸がよく動く**」ようになります。

大腸の酪酸の作用2（次ページ図10）は、病気の原因の一つである**免疫系の暴走を抑える作用**です。

これは制御性T細胞（Tレグ細胞）の活性が上がることで生じます（※20）。

この作用で重要なことは、Tレグ細胞が全身の慢性炎症を抑えることです。

「慢性炎症は、がん、動脈硬化、認知症、糖尿病などあらゆる病気の原因になる」と言われています。

ですから、作用2は大腸の酪酸の作用で最も重要なものです。

Tレグ細胞はリンパ系で非常に速く移動するので、花粉症の場合、酪酸が増えてから数時間で劇的に改善されます。

おそらく、**すべての慢性炎症は数時間で抑えられる**と思います。

図10　大腸の酪酸の作用2

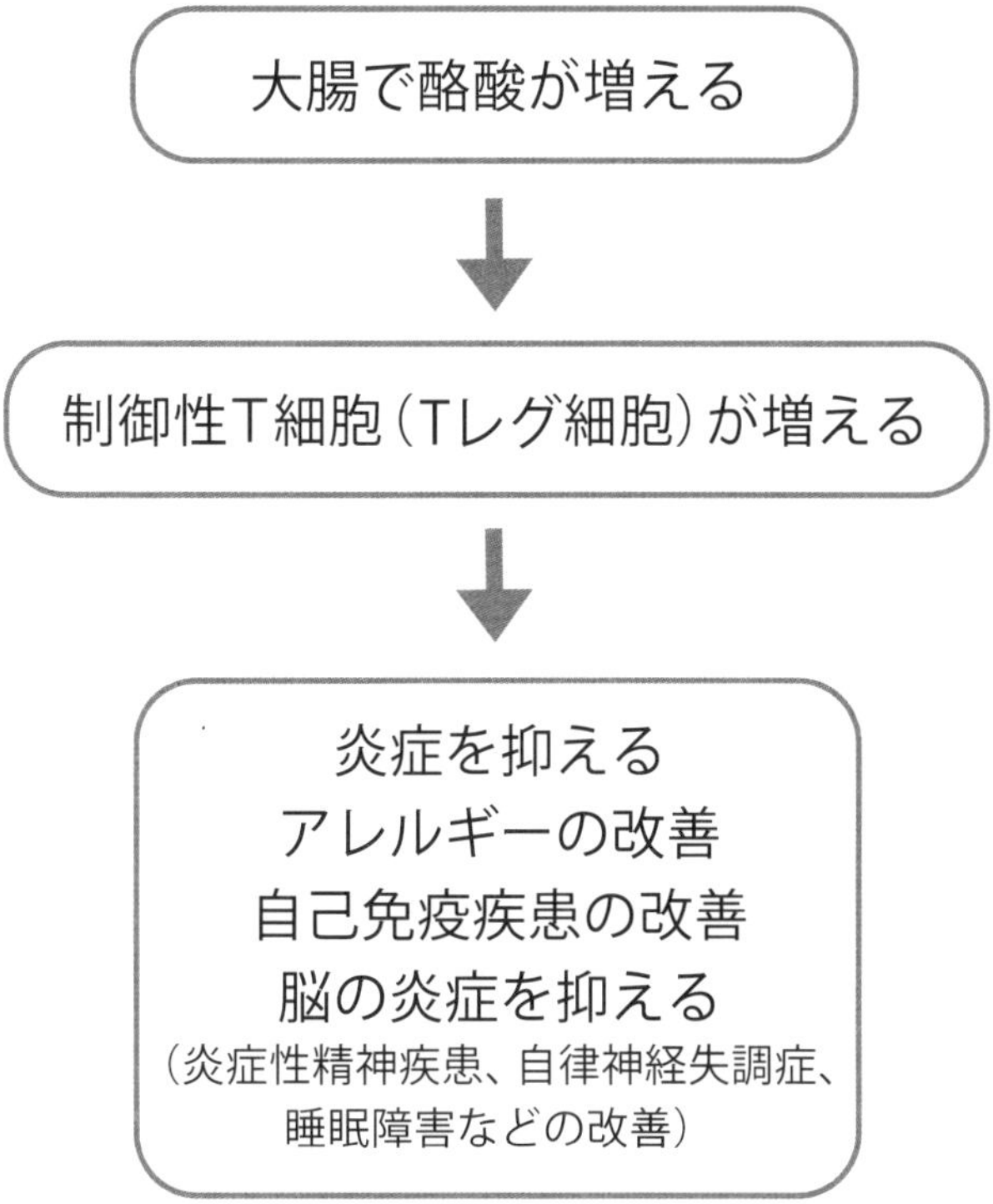

自己免疫疾患で最も多いのは、関節リウマチです。

症状が軽い人や重い人がいるため、通院しない人も多いことから、全体数は把握できません。

自己免疫疾患もアレルギーと同じ免疫系の暴走なので、私は、当初、大腸の酪酸を増やせば改善できると考えました。


ところが、大腸の酪酸を増やしただけでは改善されない方が多いという結果でした。

自己免疫疾患は、単なる免疫の暴走ではなく、「体内に侵入した細菌などの微生物が関与する炎症だ」という結論に至りました。

ですから、体内の微生物（細菌とカビ）をコントロールすれば自己免疫疾患も簡単に治せると考えています。

私は体内の微生物（細菌とカビ）の活動性を抑える方法も開発しています。

この方法は、第6章の「ビタミンDを使った病気の治療と予防」で説明します。

現在は、大腸の酪酸を増やす方法と、体内の微生物をコントロールする方法を組み合わせれば、自己免疫疾患は治ると考えています。

詳しくは、第6章の「関節リウマチ、潰瘍性大腸炎などの自己免疫疾患の治し方」を参照してください。

精神疾患で最も多いうつ病は、脳の炎症で起こることが明らかとなっています（※21）。うつ病も含めた炎症性精神疾患であるパニック症、不安障害、自律神経失調症なども、大腸の酪酸を増やせば改善されると思います。

実際、非常に多くのうつ病、パニック症の人が、酪酸を増やすフラクトオリゴ糖類FOSを摂取していますが、1週間ほどで劇的に改善しています。

大腸の酪酸の作用3（次ページ図11）は、**がん予防、ウイルス感染を抑える作用**です。

大腸の酪酸によって、がん細胞やウイルス感染細胞を破壊するキラーT細胞が増加することが確認されています（※22）。

「がん細胞を破壊する」とか「がんの発生を防ぐ」といった作用は長期的に、詳細に研究しなければ確認できません。

図 11　大腸の酪酸の作用 3

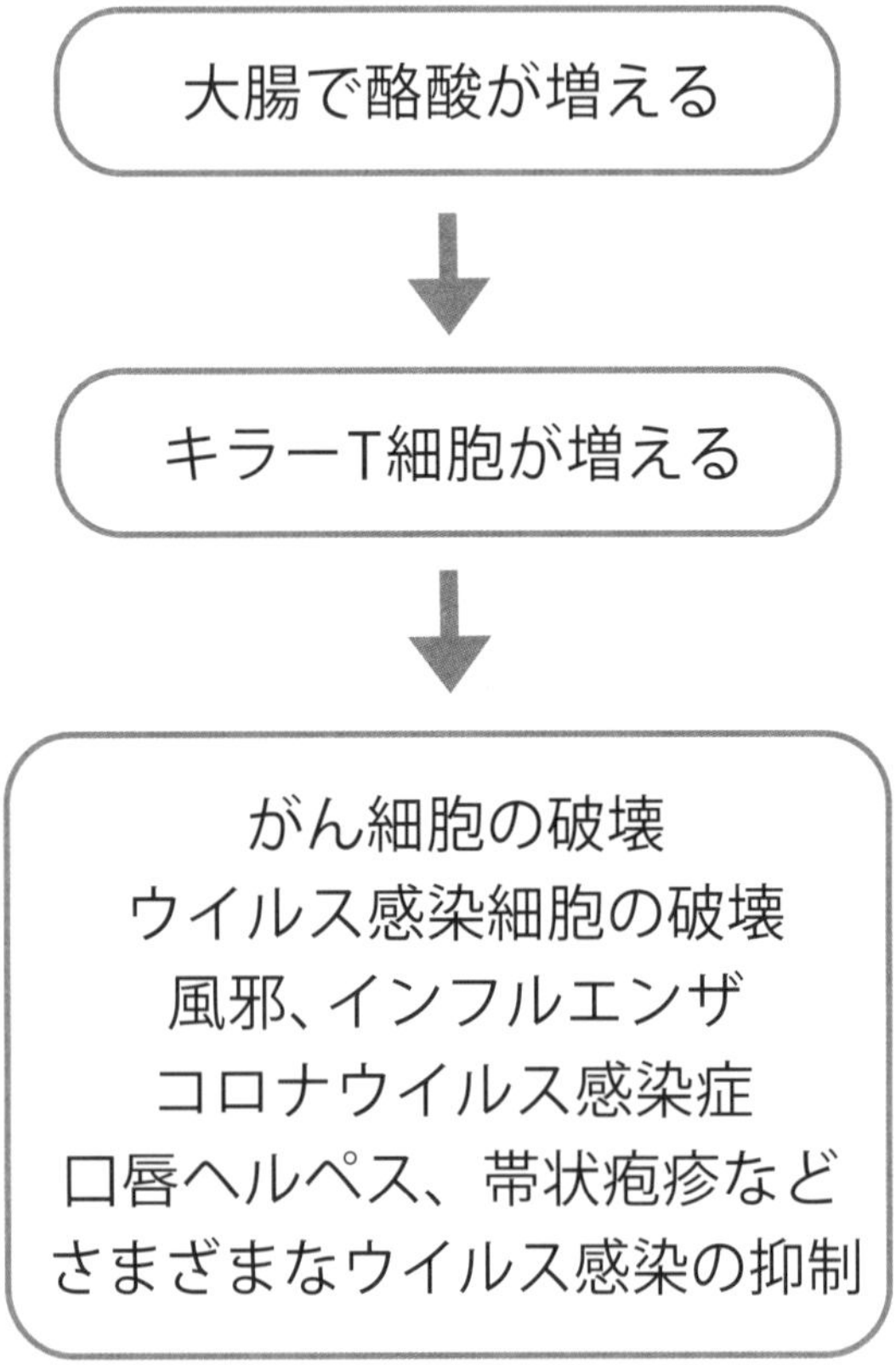

ですから、がんへの効果についての結論は、私にはできません。

これに対して、ウイルス感染に対する作用の確認は簡単です。

がん細胞を破壊する作用は、ウイルス感染細胞を破壊する作用とまったく同じことなので、ウイルス感染を抑えれば、がんの発生や増大も抑えると言えます。

単純ヘルペスは多くの方の口の周りに潰瘍を起こします。

大腸の酪酸を増やしている方は、口の周りの潰瘍がまったくできなくなります。

帯状疱疹も、発症しなくなります。「発疹が少し出たけど、翌日には痛みもなく、発疹も消えた」という話をしばしば聞きます。

ヒトパピローマウイルスは、子宮頸がんや咽頭がんを起こすことで恐れられています。

ヒトパピローマウイルスには水イボをつくる種類もいますが、大腸の酪酸を増やしていると、水イボが消えます。

ですから、大腸の酪酸が増えると、子宮頸がんや咽頭がんの原因となるヒトパピローマウイルスも破壊し、これらのがんの予防も可能であると考えています。

酪酸の作用4（次ページ図12）は、**組織を修復する作用**です。

組織の修復はTレグ細胞が行います。

典型的な現象は、首イボ（軟性線維腫）で観察されます。

首イボは40歳過ぎになると、首にできる黒い扁平なイボです。

大腸の酪酸を増やしている方は、ほぼ全員、首イボが消えます。

骨粗しょう症、脊柱管狭窄症、椎間板ヘルニア、変形性膝関節症、変形性股関節症などは、骨や軟骨などの組織の修復が、十分に行われないことが原因で起こります。

大腸の酪酸を増やしていると、組織の異常を修復する能力が上がって、これらの病気の発生を予防します。

実際、大腸の酪酸を増やすフラクトオリゴ糖類ＦＯＳを摂取している方には、骨密度が劇的に上がる人が大勢います。

図12　大腸の酪酸の作用４

大腸で酪酸が増える

↓

制御性T細胞（Tレグ細胞）が増える

↓

組織を修復する
骨粗しょう症の改善
脊柱管狭窄症の予防
椎間板ヘルニアの予防
変形性膝関節症の予防
その他さまざまな組織の修復

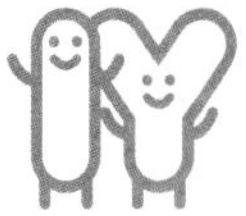

体内の炎症を抑えると ハチや蚊に刺されない

虫に刺されて腫れるのは、虫が注入した毒に対してアレルギー反応が起きるのが原因です。**大腸の酪酸が増えていれば、炎症を抑えるので、ハチ、アブ、蚊に刺されても、ほとんど腫れないし、かゆくもありません。**

私は、約6年間、ハチや蚊に刺された記憶がありませんが、刺されても気が付かなかっただけです。

スズメバチに刺されると、アナフィラキシー様の反応を起こす人がいます。

大腸の酪酸を増やしておけば、スズメバチを怖がる必要はないのです。

大腸の酪酸が多いかどうかは、便がバターのような酪酸臭を放つので、すぐに分かります。また、虫に刺されても腫れなければ、酪酸菌が多いと判断できます。

みなさんの**大腸の状態がよいかは、蚊にさされて腫れないことで判定できます。**

体内の炎症を抑えると がんになりにくい

酪酸の作用２（125ページ図10）の炎症を抑える作用は、体内の慢性炎症を抑えます。
細胞が分裂して増殖すると、ある段階で分裂しなくなります。
この細胞は「老化細胞」と呼ばれています。

老化細胞はアポトーシス（細胞を破壊するメカニズム）などで破壊されずに残り、慢性炎症を起こします。

老化細胞による慢性炎症も、Ｔレグ細胞が消してくれます。
大腸の酪酸が多い状態では、常に新しいＴレグ細胞が分化して、各組織に移動します。

組織に配置されたフレッシュなＴレグ細胞は、老化細胞を破壊する強い指令を発するため、キラーＴ細胞といっしょに作用して、老化細胞を除去します。

大腸の酪酸が多いと、キラーT細胞も分化して増えるので、フレッシュなキラーT細胞も各組織に供給されています（※22）。

フレッシュなキラーT細胞は老化細胞を破壊する作用が強く、疲弊したキラーT細胞よりはるかに強力に老化細胞を破壊します。

フレッシュなTレグ細胞とフレッシュなキラーT細胞が、自己の細胞である老化細胞を破壊できるのは、自己の細胞への攻撃を抑える分子であるPD—1というタンパク質の発現が少ないことが原因であると考えられています（※23）。

ウイルス感染細胞と同じように、フレッシュなTレグ細胞とフレッシュなキラーT細胞は強烈にがん細胞を破壊します。

ですから、大腸の酪酸が多いと、がんを予防する力が非常に強くなるのです。

一方、さまざまな種類のがん患者に対して、腸内フローラとがん治療効果の関係を調べた論文が、多数報告されています。

この結果、「酪酸菌」と「アッカーマンシア菌」が多いと、がんが治りやすいことが分かっています（※24—26）。


アッカーマンシア菌は大腸の粘膜の表面のムチンを増やす細菌で、腸壁のバリア機能を強め、リーキーガットを改善したり、糖尿病を改善したりする細菌です。

アッカーマンシア菌は酪酸菌が増えると増加する細菌なので（※16）、**大腸の酪酸が増加すると、酪酸菌といっしょになって体を守ってくれる**のです。

あらゆるウイルスの活動を抑える酪酸

大腸の酪酸は、キラーT細胞を増やしてウイルスの活動を抑える作用を発揮します（※22）。

私は、大腸の酪酸を増やすフラクトオリゴ糖類ＦＯＳ利用者の結果から、さまざまなウイルスに対する効果を以下のように結論づけました。

1. 単純ヘルペス、帯状疱疹ウイルスなどのヘルペスウイルスは完全に抑える。

2. 子宮頸がん、咽頭がんを起こすヒトパピローマウイルスの活動も完全に抑える。

3. インフルエンザの発症もほぼ完全に抑える。

4. コロナウイルスの感染は完全には抑えない。

脳の炎症を抑えると気分がよくなって熟睡できる

大腸の酪酸は、脳の炎症を抑えるので、気分がよくなります。

ストレスが原因で脳に炎症が起こっている状態では、セロトニン、ドーパミンなどの神経伝達物質の作用が悪くなり、脳は正常に機能しなくなります。


大腸の酪酸が炎症を抑えると、セロトニンが増えゆったりとした精神状態になります。ドーパミンも増えて、活動的になります。

実際、大腸の酪酸を増やしている方は、気分がよくなると言います。


また、よく眠れるようになったとも言います。

夫婦で大腸の酪酸を増やしている方では、相手の行動がよく分かります。

非常に多くの奥様たちが、

「夫が活動的になった」

「夫がよく出歩くようになった」

「夫が怒らなくなった」

などと言うのです。


このような脳の変化は、酪酸を増やすフラクトオリゴ糖類FOSを摂ると、次の日から起こります。

私たちの精神状態は、大腸の酪酸菌によって簡単に変えることができます。

シミ・シワも防いで ホクロやイボが消える

大腸の酪酸による若見えの原因は、酪酸の作用４（１３１ページ図12）の組織の修復作用です。組織の修復はＴレグ細胞が行います。

首イボが消えると書きましたが、私の場合は、ホクロも消えました。

上の写真（２０１８年10月撮影）の右頬にあるホクロが、下の写真（２０２０年９月撮影）では消えています。

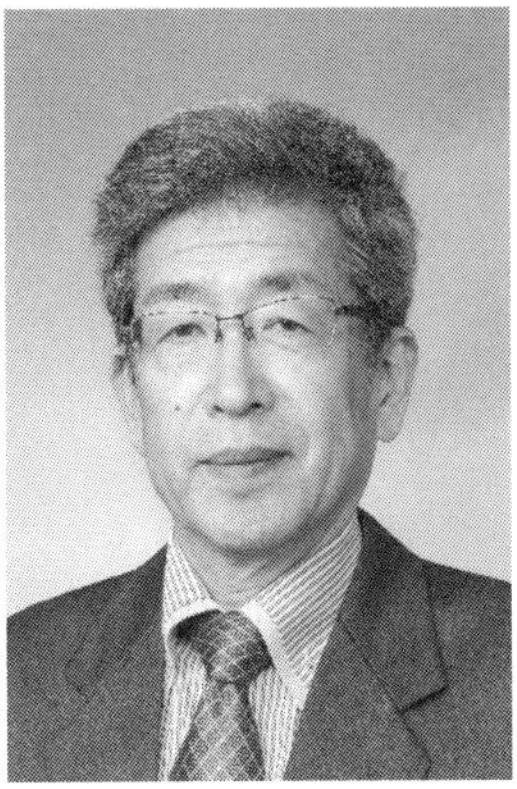

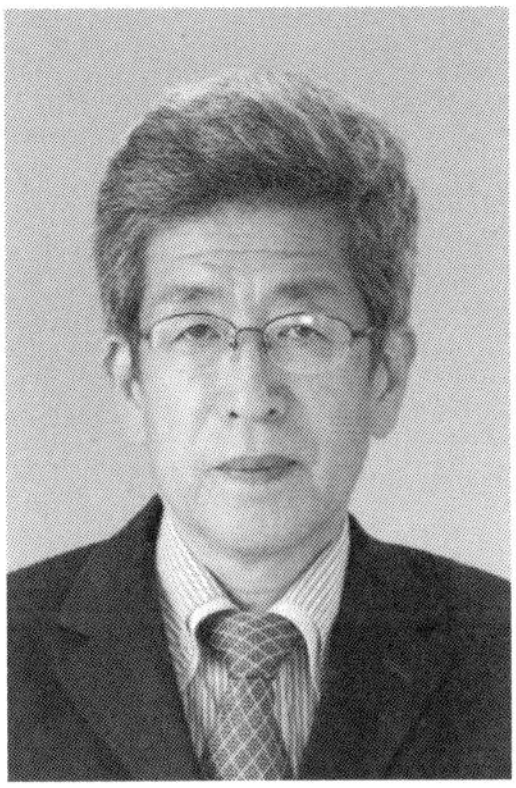

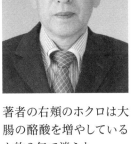

著者の右頬のホクロは大腸の酪酸を増やしていると約２年で消えた。

大腸の酪酸が修復してくれるのは、生きている細胞の異常だけです。

皮膚の表面についている角質のカス（老人斑など）は消えません。

シミ、シワは紫外線を浴びることによって起こる炎症が原因で発生します。

大腸の酪酸は炎症を抑えるので、シミ、シワができなくなります。


「光線過敏症」という症状をご存じでしょうか？

紫外線が皮膚に当たると、皮膚が真っ赤になって水泡ができたりする症状です。大腸の酪酸を増やしていると、光線過敏症はまったく症状が出なくなります。

ここで、これまで説明したことを、自分にあてはめて想像してみてください。


大腸の酪酸が多ければ、シミ、シワはできません。

骨も強くなり、腰や背中が曲がることはありません。

歳をとっても、老けた老人にはならないのです。

肌はツルツルになって、肌荒れはピタリと治る

大腸の酪酸を増やしていると、1カ月くらいで体温が0・5℃ほど上昇します。

肌もツルツルになります。

理由はまだ解明されていませんが、**長寿遺伝子が活性化することと関係している**ようです。

口腔、食道、胃腸などの粘膜も肌と同じように非常によい状態になるので、消化管で発生するさまざまな疾患も予防できるようになります。

肌の状態がよくなると、若く見えるようになります。

気分も上々となり、人生が楽しくなります。

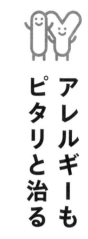

アレルギーも ピタリと治る

『花粉症は1日で治る！』で、「腸の酪酸菌を増やすと花粉症が1日で治る」ことを紹介しました。

実は花粉症だけでなく、**食物アレルギー（即時型）も1日あれば抑えられます。**

食物アレルギーは世界中で増えており、世界中の食品提供現場では細心の注意が払われる重要課題です。

ところが、世界中で、誰も簡単に治す方法を開発できていません。
大腸の酪酸を増やすことの重要性がお分かりになると思います。

椎間板ヘルニア、脊柱管狭窄症、変形性膝関節症も予防できる

大腸の酪酸の作用４（１３１ページ図12）で**骨組織、軟骨などが修復される可能性も高い**です。

骨組織が修復されれば、骨が強くなり、骨粗しょう症になりません。

軟骨や腱を修復してくれれば、椎間板ヘルニア、脊柱管狭窄症、変形性膝関節症、変形性股関節症になりません。

椎骨《ついこつ》の圧迫骨折も起こりませんので、背中や腰が曲がることもありません。

そして、大腸の酪酸が増えていると姿勢がよくなることから、大変、若く見えるようになります。

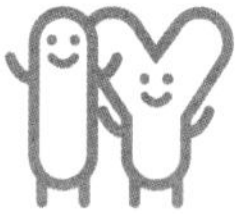

多くの人が悩む 片頭痛も治る

「頭痛」は日本人の4人に1人が悩んでいる症状です。

「片頭痛」は緊張型頭痛の次に多い頭痛ですが、発症原因もよく分かっておらず、改善法も確立されてない、やっかいな頭痛です。

「緊張型頭痛」は首や肩のコリが原因で、コッた部分の血流が悪くなって起こります。コリは片方の首や肩に集中的に力がかかると起こるので、リラックスをする、マッサージやストレッチをするなどで改善します。

姿勢に気をつけて、左右前後のどちらかに力が偏らないようにすれば、緊張型頭痛は予防ができます。

一方、片頭痛は頭の中の毛細血管が膨らんで、周囲に炎症が広がることで起こります。病院では、血管の炎症と拡張を抑える薬トリプタンが処方されていますが、食事でも改善するので、薬を使う必要はありません。

まず、血管を腫れないようにするために、糖質制限をしていただければ血圧が下がり、血管の腫れの影響が取り除かれます。

次に、大腸の酪酸を増やすフラクトオリゴ糖類ＦＯＳを摂っていただければ、**翌日には血管の周りの炎症が抑えられます。**

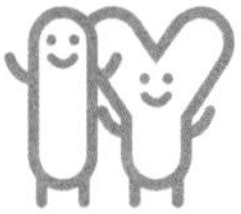

短い睡眠時間でも疲れがとれる

意外に思われるかもしれませんが、「疲労」と「疲労感」では意味が異なります。

「疲労」は実際に疲労している状態のことです。

疲労は体内のヘルペスウイルスが増加して、疲労物質が増えることで起こります（※27）。

ヘルペスウイルスは、睡眠中は減少し、日中はしだいに増加して、夜間になると疲労を感じるようになります。


「ものすごく疲れているのに疲労を感じない」という経験をした人もいると思います。

たとえば、「何時までに仕事を片付けなければならない」という、精神的な緊張や意欲が強い時に起こります。

このような精神状態では、「疲労」はあっても「疲労感」は感じないのです。

つまり「疲労感」とは、「疲労」と「精神的緊張」のバランスの上で感じる感覚なのです。

現実の「疲労」があっても、「精神的緊張」で「疲労感」を感じずに、無理をして亡くなってしまうのが「過労死」です。

過労死は、「精神的緊張」が「疲労」を感じないようにさせることで起こります。


では、大腸の酪酸は「疲労」または「疲労感」にどのように作用するのでしょうか？

大腸の酪酸が増えると、キラーT細胞が増えて、ヘルペスウイルスを減少させます。

ですから、大腸の酪酸は「疲労」そのもの、つまり、**ヘルペスウイルスを減少させて、「疲労」をなくす**のです。


実は、コロナ禍において、大腸の酪酸を増やすフラクトオリゴ糖類ＦＯＳは看護師さんに非常に好評でした。

看護師さんたちは、「3〜4時間の睡眠でも、ＦＯＳを摂って寝ると、疲れがとれる」と言っていました。

看護師さん以外でも、ＦＯＳを摂っている人たちには、「疲れがとれて嬉しい」と話している方が非常にたくさんいます。

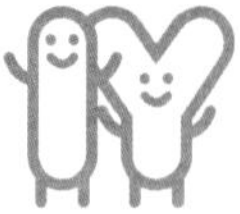

血流がよくなり認知症を予防する

第2章では、

「大腸の酪酸が増えると、視床下部の長寿遺伝子が活性化して、そのシグナルが全身に伝えられて、認知機能が上がる」

という仮説を提唱しました。

また、第6章では、

「糖質制限がリンパ液の流れをよくして、認知症を予防する」

ことを説明します。

ここでは、「大腸の酪酸の増加は血流を改善することで、認知機能を上げる」ことを詳しく解説します。

フラクトオリゴ糖類FOS摂取者の観察から、大腸の酪酸は、0・5℃ほど体温を上昇させることが分かっています。

体温上昇は、血流がよくなったことを意味します。

全身の血流がよくなれば、脳の毛細血管の血流もよくなるので、脳機能の低下を防ぐことができます。

さらに、第2章で提唱した「体温上昇に伴って長寿遺伝子が活性化される」作用で、シグナルが筋肉に伝えられ、筋肉からマイオカインという物質が分泌されると考えられます。マイオカインには脳細胞の増殖を促すBDNFなどのシグナル分子が含まれています(※12、13)。

大腸の酪酸は、筋肉を通じて脳機能を維持するのです。

しかも、**運動をしなくても、大腸の酪酸を増やせば、脳機能が維持されます。**

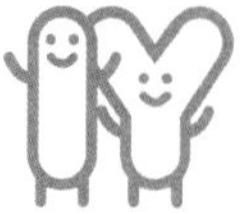

筋肉が強くなり フレイルを防ぐ

大腸の酪酸が増えると、Tレグ細胞による脳の炎症抑制作用が強くなり、私たちの脳は、セロトニン、ドーパミンなどの身体活動を活発にする神経伝達物質を増やします。

その結果、大腸の酪酸は、私たちを活動的にするのです。

こうなると、私たちは、仕事を始めたり、趣味を始めたり、ボランティア活動をしたりと、社会的な活動を活発化させます。

それに刺激されて、脳はさらに若返るのです。

高齢者は、「認知症やフレイルを予防するために運動をするように」と呼びかけられることがあります。町の公民館や広場では、体操やゲームを楽しんだりする催しが頻繁に行われています。

しかし実際は、ほとんどの人がこのような催しに積極的に参加していないのです。

大腸の酪酸を増やして活動的に動きまわることは、自分で選択したことを実行する行為です。

このような自分の意欲や意志を高めて行う活動のほうが、消極的に参加する活動より、はるかに脳機能維持や筋力維持には効果が大きいのです。

大腸の酪酸によるフレイル予防は極めて簡単です。

高齢者はただ、酪酸を増やすフラクトオリゴ糖類FOSを多めに食べればよいだけです。

その結果、大腸の酪酸は、**筋肉を増やして、脳機能を高めて、フレイルを予防します。**

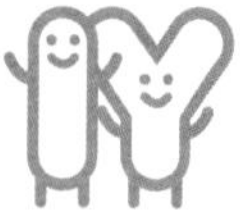

大腸の酪酸が多いと熱中症にならない

大腸の酪酸を増やしていると、長寿遺伝子が活性化され、神経系の機能がよくなります。

高齢になると、自律神経の機能が低下して熱中症になる方が多くなります。

大腸の酪酸を増やしていれば、**自律神経の機能もよくなるので、熱中症を強く予防します。**

大腸の酪酸は水素吸入と同じ効果を発揮する

水素ガスを吸入したり、水素ガスが入っている水を飲んだりすることが流行っています。

脳梗塞《こうそく》などの脳血管障害を起こした方が水素ガスを吸入すると、脳の損傷を遅らせることができます。現在、水素ガスは救急医療で使われ、水素吸入装置を備えた救急車も増加しています。

水素ガスは体に悪い影響を与える活性酸素の作用を抑える物質で、さまざまな健康効果が報告されています。詳しく知りたい方は、宮川路子さんの解説（※28）をお読みください。

実は、大腸で分解される食物繊維はすべて、大量の水素を発生します。

ですから、食物繊維を多く含む食品をたくさん食べれば、水素ガスが大腸で発生して、大腸から吸収されるのです（※29）。

食物繊維をたくさん食べることは、水素ガス吸入と同じ効果を発揮するのです。

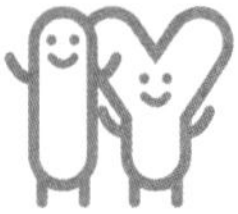

腸内フローラが悪化したら すぐに治せ！

抗生物質を服用すると、必ず腸内フローラが乱れます。

そのため、「抗生物質を摂ったら下痢になった。治してほしい」という問い合わせが非常に多くあります。

下痢を経験することで、抗生物質がいかに腸内フローラに悪いかを理解できます。

ところが、このような経験をしなかった方は、抗生物質の副作用をほとんど気にしていません。

腸内細菌研究者は、「乳幼児期に発生する発達障害は抗生物質で起こる」と考えています。

そればかりか、関節リウマチ、膠《こう》原《げん》病、多発性硬化症、炎症性腸疾患（潰瘍性大腸炎およびクローン病）などの自己免疫疾患も、抗生物質が原因で起こると考えています。

さらに、炎症性の精神疾患（うつ病、パニック症など）、若年性のがん、認知症、パーキンソン病なども抗生物質が原因だと考えています。

私は、抗生物質を服用して下痢が起きた方を「下痢の治し方」と「腸内フローラの整え方」（第4章）で治してきました。

この方法を多くの方に知っていただいて、実践してもらえば、**発達障害、自己免疫疾患、炎症性腸疾患、炎症性精神疾患、若年性のがん、パーキンソン病、認知症などが劇的に減少すると確信しています。**

「下痢の治し方」と「腸内フローラの整え方」は、自宅で簡単にできることです。

ぜひ、実践してみてください。

第6章

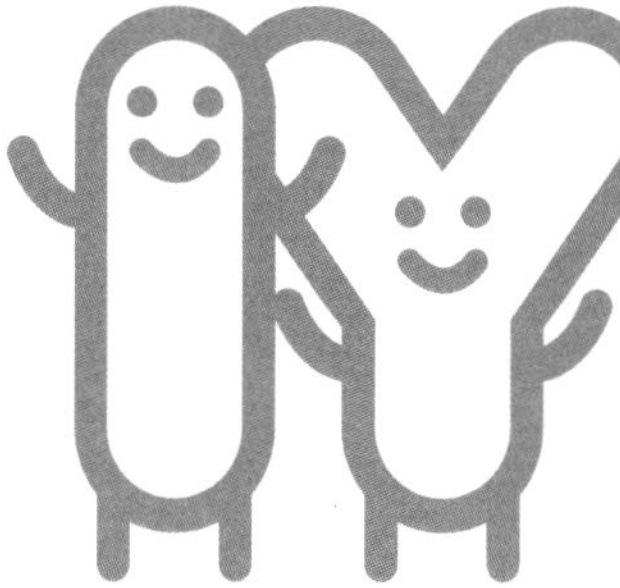

最高の体調を保つ食事法と病気の治し方

この章では、胃腸の不調を改善して、さらに、最高の体調を保つ食事法を説明します。

まずは、第3章、第4章で説明した、便秘と下痢以外の胃腸の不調の改善方法を説明します。

2番目に、「大腸の酪酸を増やす食事法」を紹介します。

3番目に、体調をよくする糖質制限食とその注意点を説明します。

最後は、私が開発した体内の細菌とカビを殺す方法について、その重要性を説明します。

この章を読むことによって、読者のみなさまは、便秘と下痢以外の、頻繁に起こる体の不調から解放されると思います。

お腹の不調を食事で解決する方法

小麦や牛乳を悪者にするな

小麦と牛乳は、遅延型食物アレルギーを起こし、さまざまな不調を起こすことが知られています。

この事実から、小麦と牛乳について、「小麦は食べるな！」「乳製品は摂るな！」などと主張する書籍が多数出版されています。

しかし、小麦は世界の多くの民族が主食として食べ、牧畜民は乳製品を毎日食べてきた、長い歴史のある食品です。

このような長い食歴のある食品が、なぜ突然、悪者にされたのでしょうか？

小麦と乳製品を悪者とする著者たちは、ただ悪者にするだけで解決策を提示していません。

また、これらの書籍の主張に対して、反論を展開する人も皆無なのです。

実は私も、これらの本に対する反論は難しいと思います。

なぜなら、実際に、小麦と牛乳の遅延型アレルギーで苦しんでいる人がたくさんいるからです。

遅延型アレルギーは、「リーキーガット（腸もれ）」が原因で起こります。

それでは、リーキーガットはなぜ起こるのでしょうか？

その発症原因はほとんど解明されていません。しかし私は、**リーキーガットは抗生物質服用によって、腸内フローラが悪化することで起こる**と確信しています。

この説を証明する最も簡単な方法は、腸内フローラ改善によってリーキーガットを治すことです。

リーキーガットの治し方

私は、第4章で説明した「下痢の治し方」と「腸内フローラの整え方」でリーキーガットの改善を試みました。

ところが、この方法だけでは、うまくいきませんでした。

そこで次に、腸の粘膜近くにいる腸内細菌の粘膜に対する悪影響を抑えるため、ビタミンD、1万〜2万IU（IU＝国際単位、本書ではユニットと表示）／日摂取を併用してみました。

ビタミンDについては、この章の最後で説明します。

その結果、**リーキーガットは「腸内フローラの改善」と腸の粘膜の細菌の悪さを抑える「ビタミンD摂取」で改善される**ことが分かりました。

このことから、リーキーガットは小麦や牛乳が悪いのではなく、腸内フローラの悪化と、腸の粘膜のただれによって起こることが明らかとなりました。

結局、小麦や牛乳が悪いのではなく、私たちの大腸が悪くなったことでリーキーガットと遅延型食物アレルギーは起こるのです。

現在、リーキーガットの改善実績は少ないのですが、今後はより多くのリーキーガットの方の協力を得て、この手法の有効性を確認するつもりでいます。

胃腸は酪酸菌で強くなる

大腸の酪酸を増やすと胃腸の調子が非常によくなります。

「お腹にガスが溜まって困る」

「お腹が張る」

「脂っぽいものを食べるともたれる」

「おならが臭い」

「ゲップが多い」

「時々お腹が痛くなる」

これらの不調は、大腸の酪酸菌を増やせば治ります。

お腹の不調が治るのは、胃腸に配置されたＴレグの作用だと考えています。

酪酸を増やすフラクトオリゴ糖類ＦＯＳを摂っている方からは、「胃腸が強くなったけど原因は何ですか？」と頻繁に聞かれます。

私は、「現時点ではよく分かりません」と答えています。酪酸菌が胃腸を強くするメカニズムなど、まだ、よく分からないことがたくさんあります。

「機能性ディスペプシア」も簡単に治る

機能性ディスペプシアは、胃腸の異常がないのに、胃もたれ、胃周辺の慢性的痛みを感じる症状です。

原因として、胃や十二指腸の炎症、胃酸分泌過剰やストレスなどが疑われています。10人に1人が感じているという、非常に多くの人を悩ます症状です。

大腸の酪酸を増やすフラクトオリゴ糖類FOSの摂取は、胃と十二指腸の炎症を抑えるので、機能性ディスペプシアの症状を消す可能性が高いと考えられます。

なお、胃酸の分泌過剰は、糖質を食べすぎることが原因です。

糖質を多く含む食品はおもに胃で消化されますが、分解が遅いため胃に長い間滞留します。

胃に長時間滞留すると胃酸の分泌も多くなるので、胃酸分泌過剰が起こります。

私は、機能性ディスペプシアは大腸の酪酸菌を増やすことと、糖質制限で解決できると考えています。

カンジダは大腸では生育しない

大腸にカンジダなどのカビが増殖して体調が悪化する、と主張する医師がいます。

これは、まったくのデタラメです。


大腸は、酸素ガスが存在しない環境です。

カンジダはカビの一つですが、カビは細胞壁にエルゴステロールという脂質を大量に含んでいます。エルゴステロールは人のコレステロールと同じ機能を果たし、細胞の構造を保つ物質です。

実は、カビは酸素ガスが存在しないとエルゴステロールを合成できません。ですから、**カビは、酸素ガスの存在しない大腸では、まったく増殖できません。**

ただし、ごく稀に、大腸の表面がただれた状態になると、カンジダが増殖することがあります。

薬がさまざまな体調不良を引き起こす

胃腸の薬で最も問題のある薬剤は、非ステロイド性消炎鎮痛薬（ＮＳＡＩＤＳ）です。ＮＳＡＩＤＳにはアセチルサリチル酸（アスピリン、バファリン）、ロキソプロフェン（ロキソニン）、ジクロフェナク（ボルタレン）、インドメタシン、イブプロフェンなど非常に多くの化合物があり、解熱や痛み止めとして使用されています。

また、風邪薬や貼り薬や座薬にも加えられています。

ＮＳＡＩＤＳが問題なのは、比較的高い頻度で潰瘍など、胃腸の障害を起こすことです。胃潰瘍、十二指腸潰瘍を起こし、口の周りに潰瘍を起こす人もいます。

風邪薬や解熱剤にはＮＳＡＩＤＳの代わりにより副作用の少ないアセトアミノフェンを配合しているものもあります。

できるだけ、アセトアミノフェン入りを使うのがよいと思います。

漢方薬も、よくお腹の不調を引き起こすことがあります。

第３章で説明した、アントラキノン系刺激性下剤の生薬である「大黄」が、非常に多くの漢方薬に配合されています。

漢方薬を利用する時には、大黄が含まれないことを確認してください。

また、「サンシシ（クチナシ）」は長期間服用していると食欲不振を起こします。サンシシにもご注意ください。

漢方薬も含めて、薬は普段は摂ることのない成分を配合しているので、基本的には使わないほうがよいでしょう。

ただし、細菌やウイルスが感染した場合は、薬でないと治せないことがあります。また、がん治療でも、治療を拒否することはよいことではありません。

しかし、現在のがん治療の第一段階の抗がん剤治療には、大きな問題があります。

抗がん剤はがん細胞だけを破壊するのではなく、あらゆる細胞にダメージを与えてしまいます。これでは、患者の身体が弱ってしまうだけです。

将来は、抗がん剤治療を廃止して、放射線療法、分子標的薬（抗体薬物複合体を含む）、免疫療法、ウイルス療法など、効果が高く副作用の少ない方法で治療してほしいものです。

私は、**病気の治療では、できるだけ薬を使わないほうがよい**と考えています。

病院では、不必要な薬を処方し、余分な医療行為を行います。

賢く病院とお付き合いすることが重要です。

体調が悪くなったら、まず、服用している薬を疑うようにしてください。

胃腸の不調を起こす薬剤ではありませんが、私がみなさんに、**最も服用してはいけないと警告したい薬剤**があります。

それは、「**睡眠導入剤**」と「**精神安定剤**」です。

私が、睡眠導入剤と精神安定剤が危険な薬剤だと気付くようになったのは、大腸の酪酸を増やすフラクトオリゴ糖類ＦＯＳ利用者の一部から、「酪酸菌を増やしてもよく眠れない」

という相談があったからです。

大腸の酪酸を増やすと、脳の炎症が抑えられるため、気分がよくなります。その結果、ほとんどの方は、熟睡できるようになります。

ところが、一部の方は「まったく効果がない」と言うので、何が原因か聞き取りを行うことで明らかにしました。

その結果、酪酸菌が増えても眠れない人は、100%ベンゾジアゼピン系睡眠導入剤または精神安定剤を服用している人だったのです。

睡眠導入剤は副作用が非常に強いため、すべて医師が処方しており、ドラッグストアでは販売していません。

おもに、脳のGABA受容体に作用する薬(GABA受容体作動薬)、オレキシンの作用を抑える薬(オレキシン受容体拮抗薬)の2種類が処方されています。

オレキシンは覚醒を維持する神経ペプチドで、オレキシンの作用を阻害して眠気を誘導します。ＧＡＢＡ（γ－アミノ酪酸）は脳を鎮静化する神経伝達物質です。

ＧＡＢＡ受容体に作用する物質は脳を鎮静化して、眠気を誘導します。

オレキシン受容体拮抗薬の副作用は弱いですが、ＧＡＢＡ受容体作動薬は非常に危険な副作用起をこす、中毒性のある薬剤です。

処方されているＧＡＢＡ受容体作動薬のほとんどが、ベンゾジアゼピン系と呼ばれる物質です。


ベンゾジアゼピン系の物質には、「血中濃度が一時的に上昇してすぐに減少するもの」と、「血中濃度がなかなか減少しないもの」があります。

血中濃度がすぐに減少するものは「睡眠導入剤」と呼ばれ、血中濃度がゆっくり減少するものは「精神安定剤」と呼ばれています。


つまり、**睡眠導入剤と精神安定剤はまったく同じものなので、副作用も同じなのです。**

実は、ベンゾジアゼピン系薬剤の副作用は「不眠」です。

なんと、睡眠導入剤として処方されている薬剤の副作用が不眠なのです。

当然、ベンゾジアゼピン系薬剤は脳を鎮静化して眠気を誘導します。

ところが、これを長期間服用していると、脳は睡眠誘導に抵抗性を示し、ノルアドレナリンの分泌を増やして、脳を興奮させるようになり、眠れなくなります。


さらに悪いことには、薬が切れてくると脳の興奮が激しくなり、動悸や冷や汗など不快な症状が現れ、これを抑えるため、薬を飲まずにはいられなくなります。

これが、ベンゾジアゼピン系薬剤の中毒症状です。


ベンゾジアゼピン系睡眠導入剤や精神安定剤は絶対に服用しないのがよいと思います。

ところが、精神科や心療内科では、この薬剤を頻繁に処方するので、気をつけてください。

「乳酸菌で胃腸の調子がよくなる」は何の根拠もない

乳酸菌入りのサプリメントや飲料がたくさん販売されています。

「便通が改善する」「花粉症がよくなる」「睡眠が改善する」など、さまざまな効果を謳っています。

私は、酪酸菌を増やす食物繊維を摂るようになる前は、乳酸菌の入っているヨーグルトを毎日食べていました。

しかし、ヨーグルトでは、便通も花粉症も睡眠も、何も改善されませんでした。

乳酸菌は、大腸ではほとんど増殖しない細菌です。

乳酸菌を摂っても何の効果もないということは、腸内細菌研究者にとっては常識です。

食品の効果は、システマティックレビューやメタアナリシスという方法で、真偽が確認されています。

乳酸菌の健康効果を報告する論文もたくさん発表されています。

ところが、システマティックレビューやメタアナリシスで、乳酸菌の健康効果を確認した論文はありません。


乳酸菌サプリメントや乳酸菌飲料は非常に怪しい商品です。

痔は酪酸菌で１日で治る

痔も消化管の不調の一つで、非常に多くの方が悩んでいる症状です。

痔の大部分をしめるイボ痔、切れ痔は大腸の肛門部で粘膜と皮膚のつなぎ目にできます。

これらの痔は、肛門部に便が付着することによって起こる炎症です。


酪酸菌を増やして制御性Ｔ細胞（Ｔレグ細胞）を増やせば、これらの痔はすぐに治ります。

ただし、イボ痔は組織の形態異常を伴っているので、Tレグ細胞が組織を修復するまでには、1～2年かかると思います。

「痔瘻《じろう》」は、肛門近くの粘膜のくぼみに便が溜まって起こる炎症から発症します。痔瘻の患部では、粘膜に膿の塊ができて、おしりの皮膚に貫通した穴ができます。痔瘻では、患部が化膿し異常な形態になるため、手術が必要になります。

痔瘻が発生しそうになった場合でも、大腸の酪酸を増やしておけば、炎症を抑える作用で化膿を防ぐことができます。

さらに強力に化膿を抑えるには、ビタミンD1万～2万ユニット／日摂取をおすすめします。

ビタミンDについては、本章の最後に説明します。

大腸ポリープや大腸憩室は酪酸菌で消える

大腸ポリープと大腸憩室《けいしつ》は、単なる大腸の形態異常です。

ポリープは大腸の内側に飛び出た突起物で、憩室は大腸の外側に飛び出したくぼみです。**大腸の酪酸菌を増やしていれば、制御性T細胞が組織の形態異常を修復するので、大腸ポリープや大腸憩室はほとんど発生しません。**

大腸憩室ができてしまった場合、問題となるのは憩室炎です。制御性T細胞の炎症を抑える作用で、憩室炎は抑えられます。

憩室炎を予防したい方は、憩室の粘膜で細菌が増殖しないようにビタミンDを1万〜2万ユニット/日摂取をおすすめします。

ビタミンDについては、本章の最後で説明します。

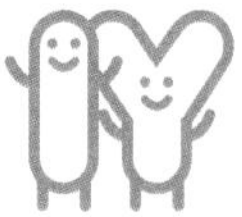

大腸の酪酸を増やす基本の食材

大腸の酪酸菌は、免疫系のバランスをとり、組織の修復を行い、体内のウイルスを殺し、がんを予防し老化を予防します。

酪酸菌を増やすには、フラクトオリゴ糖類ＦＯＳを含む食品をできるだけ多く摂ることが重要です。

日常的に入手可能な食材でＦＯＳを多く含むのは、ゴボウ、タマネギ、ニンニクです。秋から冬には、キクイモが入手できます（次ページ表3）。

これらの食材以外には長ネギ、バナナ、アスパラガスなどに少量含まれています。

理想的なＦＯＳ摂取量は1日30g以上です。

ゴボウ、タマネギ、ニンニク、キクイモを毎日３００g程度食べるとよいでしょう。

食べるのが嫌だという方は、ＦＯＳ入りのサプリメントをご利用ください。

表３　手軽に入手可能なFOS含有食品と含量

野菜名	100g中のFOS含量
ゴボウ	5〜10g
タマネギ	2〜6g
ニンニク	9〜16g
キクイモ	8〜17g

基本の食材で、大腸の酪酸菌を増やす簡単レシピ

1．モリモリ揚げゴボウ

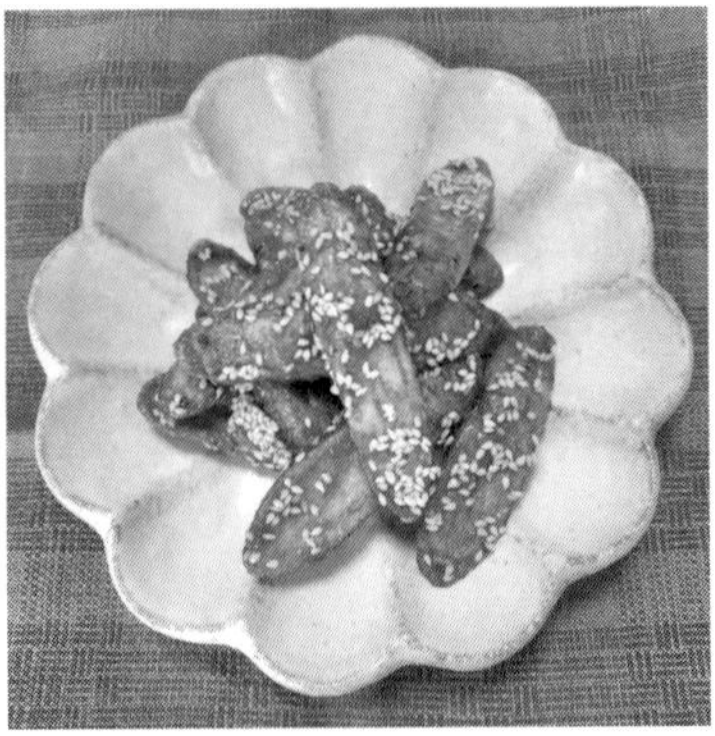

［材料］

ゴボウ…大きいもの1／2本（120g）
A（しょうゆ・酢・水…各小さじ1、砂糖…小さじ2）
白いりゴマ…小さじ2
片栗粉…小さじ1
揚げ油…適量
七味唐辛子…適宜

［つくり方］

1．ゴボウはよく洗い、1㎝幅の斜め切りにする。片栗粉をまぶし、170℃の油で揚げる。（5分）

2. Aを混ぜてよく溶かしておき、1と白いりゴマを和えて味をなじませる。お好みで七味唐辛子をふる。

2. タマネギ丸ごとスープ

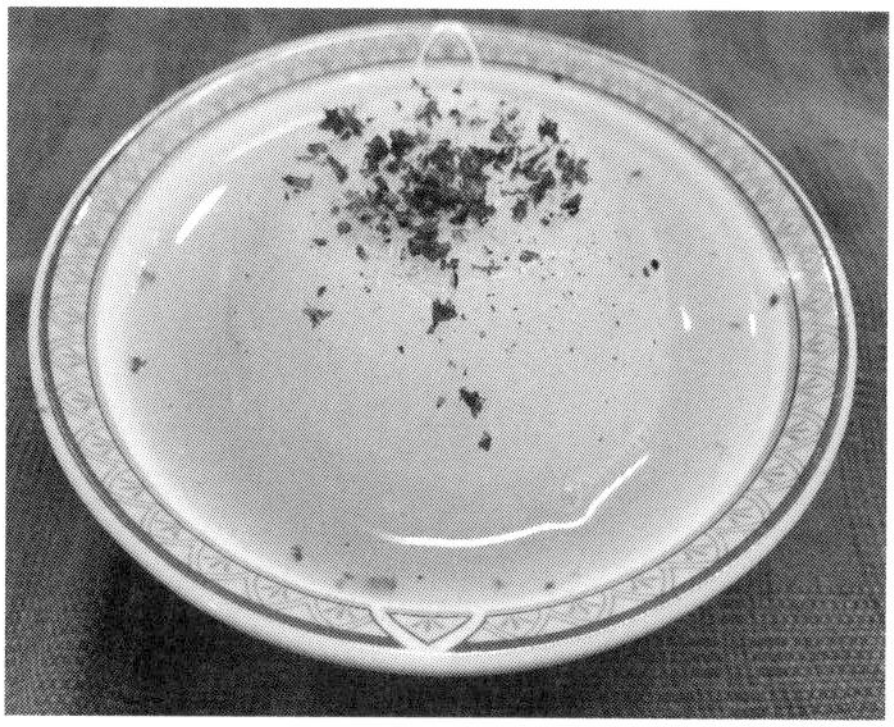

［材料］

タマネギ…2個（400g）
オリーブオイル…小さじ1
水…300ml
チキンブイヨン…1個
バター…5g
粗挽き黒コショウ・パセリみじん切り…適量

［つくり方］

1．タマネギは皮をむき、上と下を切り落とす。平らにした面それぞれに、深さ2㎝の十字切り込みを入れる。

2．深めの耐熱容器に1を並べ、オリーブオイルと水とチキンブイヨンを入れる。ふんわりラップをして電子レンジ（600w）で10分加熱する。一度取り出して上下を返し、さらに10分加熱する。

3．器に盛りつけ、バターをのせ、黒コショウとパセリをふる。

※ベーコンやチーズなどを加えると旨味が増す。

3．丸々ニンニクアヒージョ

［材料］

ニンニク…大2玉（150g）

オリーブオイル…120ml

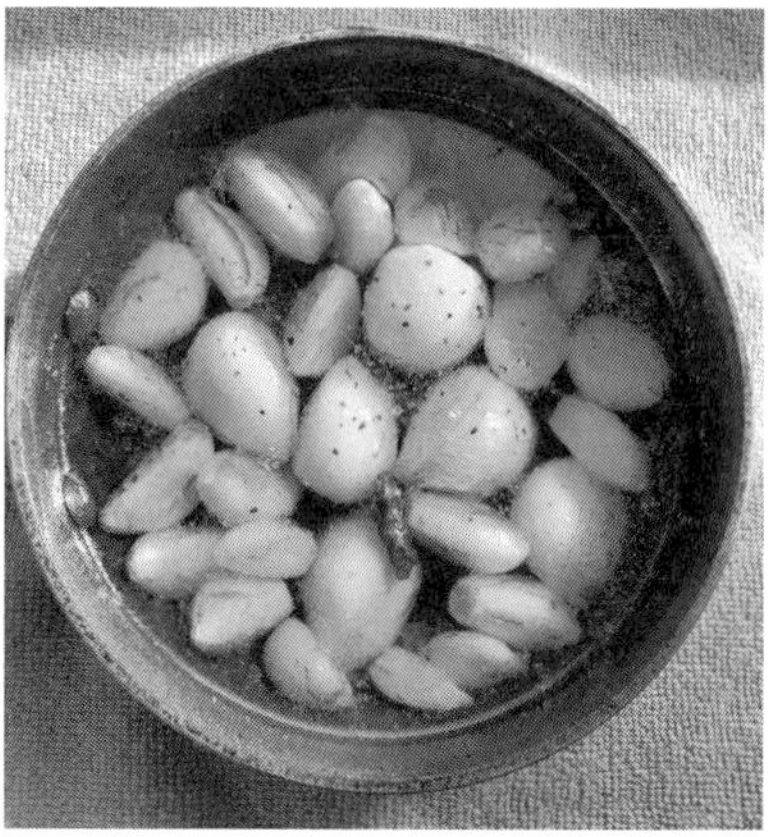

鷹の爪…1本
アンチョビペースト…小さじ1／2
（なければ塩小さじ1／3）
粗挽き黒コショウ…少々

［つくり方］

1. スキレット（小さいフライパン）にオリーブオイルと皮をむいたニンニク、種を取った鷹の爪、アンチョビペーストを入れる。弱火で10分煮てニンニクをほっくりさせる。
2. 黒コショウをふる。

4．キクイモの粕漬けグリル

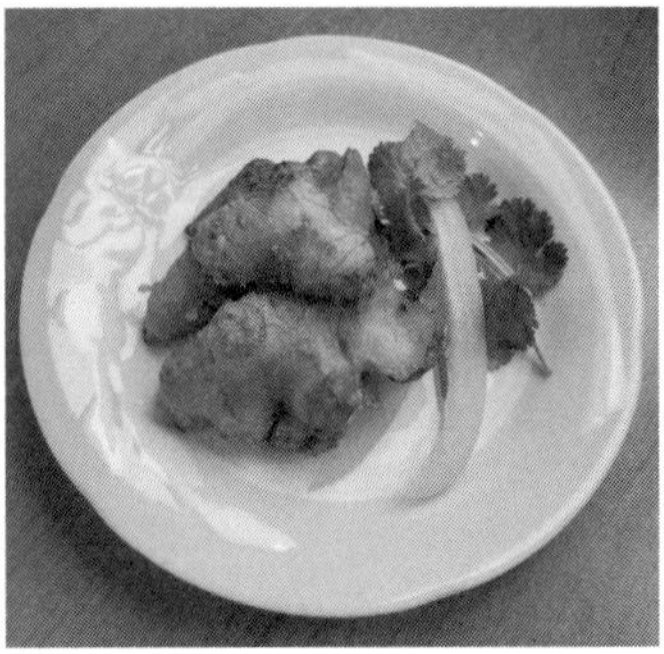

［材料］

キクイモ…200g

A（味噌…20g、酒粕…30g、みりん…大さじ1）

［つくり方］

1．キクイモは洗って耐熱袋に入れる。

電子レンジ（600w）で3分加熱し、厚みを半分に切る。

2．Aをよく混ぜて1を入れ、冷蔵庫で半日以上漬けこむ。

3．漬けダレを落とし、中火（200℃）のグリルで10分焼く。

※キャラウェイ小さじ1、またはカレー粉少々をAに入れると味わい深くなる。

糖質制限で病気を予防し、脳機能を保つ食事法

糖質制限が必要な人とは？

高血糖は血管を傷つけます。

ですから、血管を守りたい人は糖質制限をすることが必須です。

具体的な病名を挙げると、認知症、脳梗塞、脳出血、動脈解離、狭心症、心筋梗塞、心不全、慢性腎臓病、緑内障、加齢黄斑《おうはん》変性、糖尿病網膜症、加齢性難聴などの病気の予防ができます。

このような病気は高齢になると起こるので、**糖質制限をしたほうがよいのはすべての高齢者**ということになります。

ところが、糖質制限は食生活を劇的に変えるので、ほとんどの方は嫌がります。

多くの方は「糖質制限」をするより「認知症や脳梗塞になったほうがいい」と考えます。


食べたい物を食べていて、認知症や脳梗塞になるのは本人の勝手です。

しかし、周りの介護をする子や孫には大迷惑です。

「食べたいものを食べる」と公言する方は、自分はそのような病気にならないと勘違いしている人です。

どうか、周りの人のことを考えて「糖質制限」をしてください。


糖尿病の方は、絶対に「糖質制限」が必要です。

糖尿病は体質が遺伝するので、若くから発症する人が多い病気です。

親、兄弟が糖尿病の方は、自分もなると思って、「糖質制限」をただちに開始してください。


もう一つ、水虫、ニキビ、脂漏性皮膚炎（頭皮湿疹など）などで悩まれている方も、糖質制限をしてください。

これらは細菌とカビの増殖で起こります。細菌とカビはブドウ糖が大好きですので、血糖値が上がると増殖します。症状を抑えるためには、糖質制限は必須です。ただし、これらの微生物の増殖は糖質制限だけでは、完全に抑えることはできません。

本章の終わりで、ビタミンDの効能を説明しますが、完璧に抑えるためにはビタミンDの摂取が必要となります。

また、がんになることを心配される方、すでにがんになっている方も糖質制限は必須です。

すべての種類の「がん細胞」はブドウ糖で増殖するので、血糖値を常に下げていることは最低限のがん対策です。

正しい糖質制限のやり方

糖質制限は以下の4つのルールを守るだけでOKです。
これらのルールを守っていただければ、何を食べてもかまいません。

【糖質制限で絶対に守らなければならないルール1】

糖質制限の基本は、**ごはん、麺類、パン、お菓子類を食べない**ことです。
ただし、無理にこれらの食品を制限する必要はありません。
4分の1に減らすとか、5分の1に減らすとかすればよいのです。
5分の1に減らせば、1日の糖質摂取量を100g以下に制限することができます。

糖質摂取を100g以下にすれば、脳機能の低下を防ぎ、血圧を下げる効果があります。
ただし、糖尿病の方は糖質を50g以下に減らすのがよいので、基本的にごはん、麺類、パン、お菓子類を食べないでください。

【糖質制限で絶対に守らなければならないルール2】

ごはん、麺類、パン、お菓子類を減らすと、お腹がすきます。

また、カロリー不足を起こすと、筋肉が減少します。

ですから、糖質制限では必ず、**マメ類のピーナッツまたはナッツ類のアーモンド、クルミなどを1日合計で100gほど摂ってください。**

【糖質制限で絶対に守らなければならないルール3】

食物繊維を多く含む葉物野菜、根菜類、海藻、キノコなどを、できるだけ多く摂ってください。タンパク質は肉、魚、卵、乳製品をバランスよく摂ってください。

【糖質制限で絶対に守らなければならないルール4】

砂糖の使用はできるだけ減らしてください。

甘い缶コーヒー、ペットボトル入りの甘い飲料、甘い果物缶詰などは食べたり飲んだりしないでください。

甘味料としては、天然の希少糖であるエリスリトールを使用してください。

糖質制限料理のレシピがなくて困った時の食材

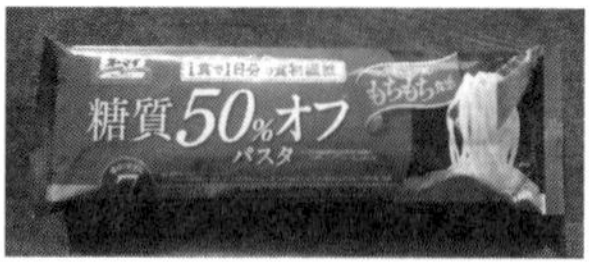

【糖質制限の便利な食材1】低糖質麺（ニップン）

普段つくっている焼きそば、ラーメン、パスタがつくれます。
また、鍋料理にも使えます。

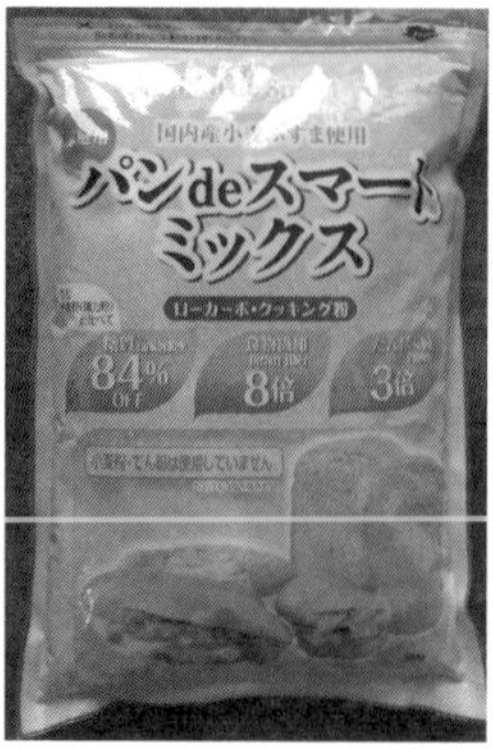

【糖質制限の便利な食材2】
低糖質ふすまパンミックス（鳥越製粉）

パン焼き機を使って食パンをつくることができます。
食パンを使って、サンドイッチやピザトーストをつくることができます。

なぜ糖質制限をしないと認知症になるのか？

糖質制限は、脳機能の低下が気になる方には必須の食事法です。

糖質制限をやらないと、昼間は血中インスリン濃度の高い状態が続きます。インスリンは脳に入り、神経細胞の増殖やニューロンの伸長を促します。


ところが、血中インスリン濃度が高いと、インスリンが血糖値を下げるために使われて脳に入ることができません。

血糖値を下げているとインスリンが脳の海馬に入り、海馬の記憶細胞を増やします。

糖質制限をしなければ、記憶細胞はどんどん減少していきますが、**血糖値を下げて記憶細胞を増やしてやれば、記憶力が衰えることはありません。**


一方、糖質制限はリンパ液の流れをよくします。

リンパ液の流れをよくすると、全身のむくみが改善されます。

脳機能を保つためには、リンパ液の流れをよくすることも極めて重要です。

ごはん、パン、麺類を毎日のようにたくさん食べている方は、顔にむくみが出ます。糖質制限を始めたばかりのころには、体内の水分の排出がよくなり、体重が1週間で2〜3kg以上減少します。

この現象は、糖質制限が体内のリンパ液の流れをよくすることを示しています。リンパ液の流れがよくなると、脳の内部はどうなるのでしょうか？

次ページ図13のように、脳内は全体を洗浄する間質液と、おもに脳室（脳内の脊髄液《せきずいえき》で充満された空洞）を流れる脊髄液で満たされています。

間質液は毛細血管から放出され、脳内を洗浄して、血管周囲腔や、くも膜下腔《まくかくう》から頸部《けいぶ》リンパ節へと流れます。

また、間質液の一部は、脊髄液に混じり、脳室やくも膜下腔を経て、くも膜顆粒《かりゅう》から静脈に流入します。脳間質液が脳を洗浄する仕組みはグリンファティックシステムと呼ばれ

図13 脳間質液が脳の毛細血管から放出されて脳を洗浄する (※30)

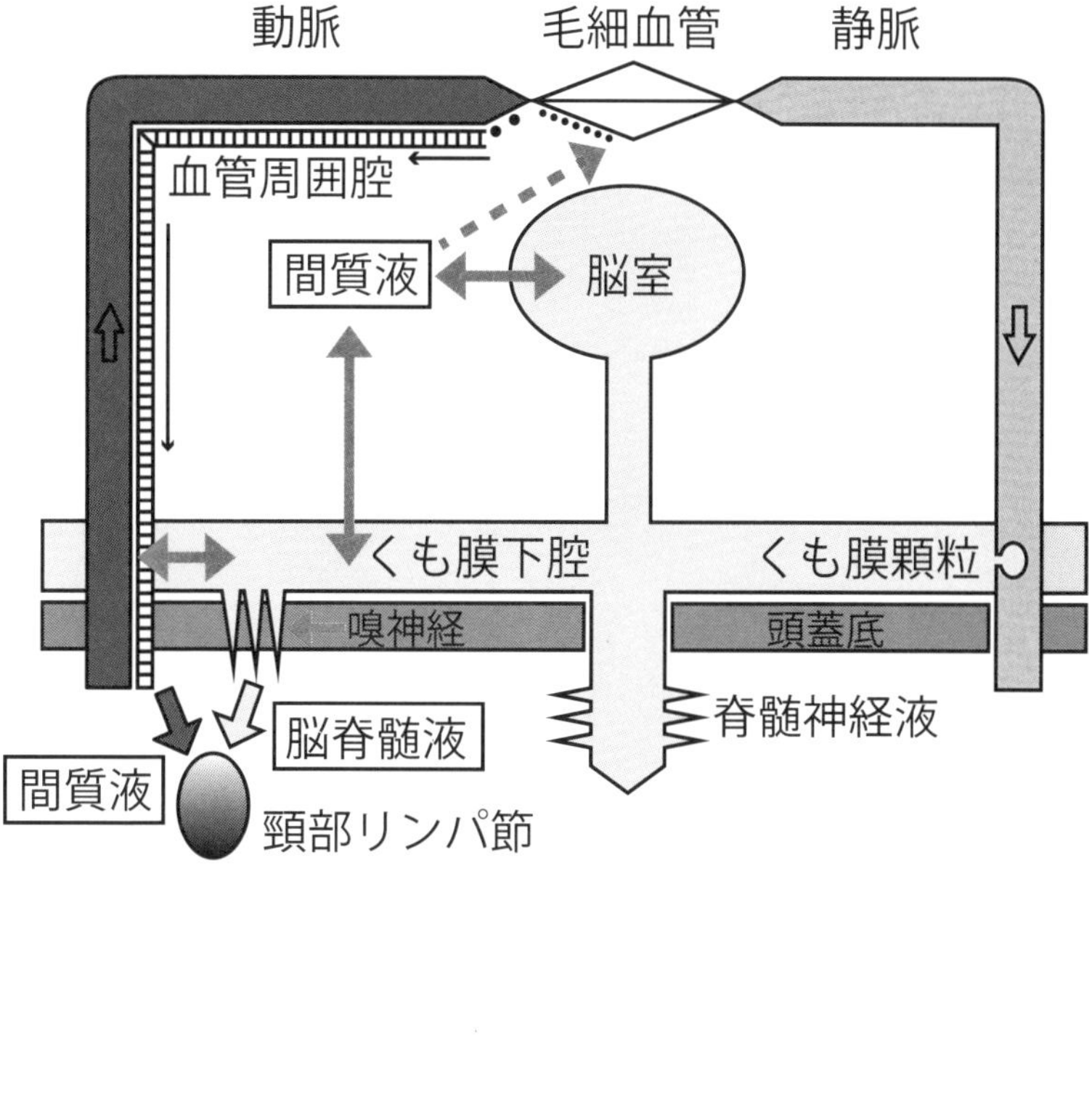

ています。

睡眠中に脳は間質液によって洗浄されます。

次ページ図14は、間質液が脳内を洗浄するイメージを示しています。

この図のように、脳内には神経細胞以外に、神経細胞に栄養を与えるアストロサイト、神経線維の信号伝達をよくする髄鞘《ずいしょう》（ミエリン鞘）を形成するオリゴデンドロサイト、脳内の掃除をする免疫細胞であるミクログリアがあります。

糖質制限をすると、この間質液とリンパ液の流れがよくなります。

アルツハイマー病の原因となるアミロイドβは、間質液で洗浄・除去されるので、間質液とリンパ液の流れがよくなれば発症を予防する可能性が高くなります。

糖質制限は、**脳間質液とリンパ液の流れをよくすることによりグリンファティックシステムを活発化して、認知症を予防する**のです。

もう一つ、糖質制限が脳機能改善に寄与するメカニズムが存在します。

図 14　毛細血管から脳間質液が放出されて脳内を洗浄するイメージ

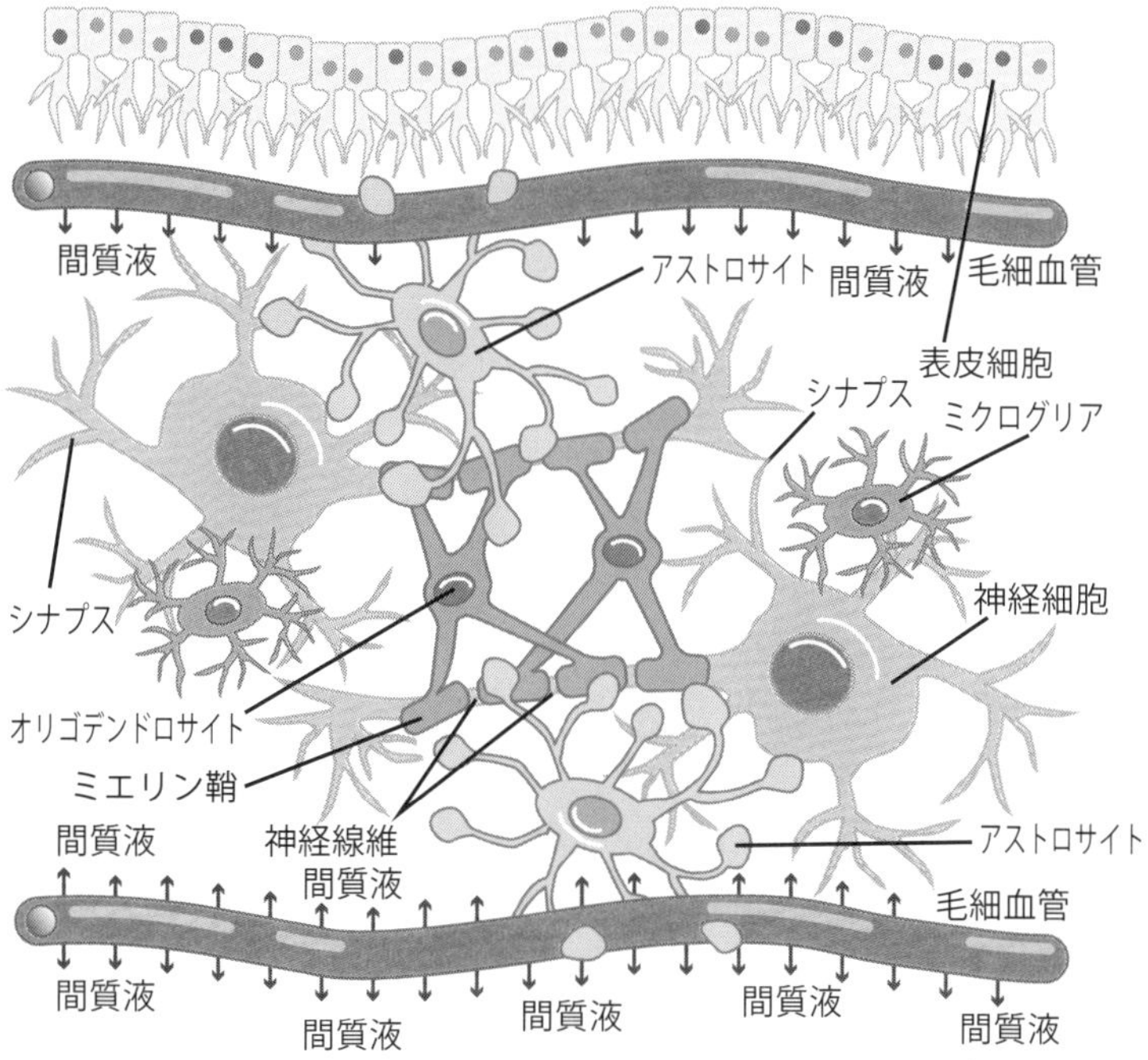

糖質制限をすると1日中血糖値が下がります。

高血糖は血管内皮を傷つけて、血流を悪くします。

糖尿病の方は糖尿病性腎症になって透析を始めたり、糖尿病網膜症になって失明したり、内耳の血流が悪くなって難聴になったりします。

これは、高血糖で腎臓の血管が傷んだり、目の網膜の血管が傷んだり、耳の内耳の血管が傷んで起こります。

糖質制限をしないで、1日中血糖値を高くしていると、脳の毛細血管が傷ついて血流が悪くなり、認知症になりやすくなります。

脳の毛細血管が傷ついて血流が悪くなると、毛細血管からの間質液の分泌も悪くなり、脳の洗浄システムもうまく働かなくなります。

このように、**糖質の過剰摂取は血流を悪くすることによって、脳の認知機能を急速に低下させます。**

逆流性食道炎は糖質制限で治る

ごはん、麺類、パンなどの糖質は分解が遅いため、胃の中で長い間留まります。胃に長い間滞留すると、胃酸が多く分泌され、「逆流性食道炎」を起こします。

逆流性食道炎の原因が糖質であるということは、糖質制限をしている者にとっては、常識となっていますが、一般の方は知らないと思います。

逆流性食道炎と診断されたら、薬を飲むのではなく、糖質制限をしてください。

失明と難聴は糖質制限で防ぐ

高齢になって目が悪くなったり、難聴になるのは当たり前のことだと思いますか？

高齢者の失明の原因は緑内障、加齢黄斑変性、糖尿病網膜症です。

この3つの症状は、高血糖の人だけに起こるものです。

また、難聴も高血糖の人だけに起こります。

ですから、**高齢者の失明と難聴の原因は、ほぼ100%高血糖**です。

失明したり、難聴になりたくない方は、必ず糖質制限をしてください。

無理な糖質制限は寿命を縮めるので要注意

厳しい糖質制限をしていると、痩せ続けます。

痩せてきたら注意してください。

BMI値（［体重（kg）］÷［身長（m）の2乗］）が標準より低くても、高くても、寿命が短くなることが報告されています（※31）。

BMIが低い人は、寿命が短くなるだけでなく、がん、心臓病、脳血管疾患などのあらゆる病気による死亡率も高くなっています（次ページ図15、198ページ図16）。

糖質制限をして、体重が標準より大きく減った場合は、糖質摂取量を増やして、体重を増やしてください。

図15　ＢＭＩと死亡率の関係（女性）
(Sasazuki, S. et al.)

（※31）

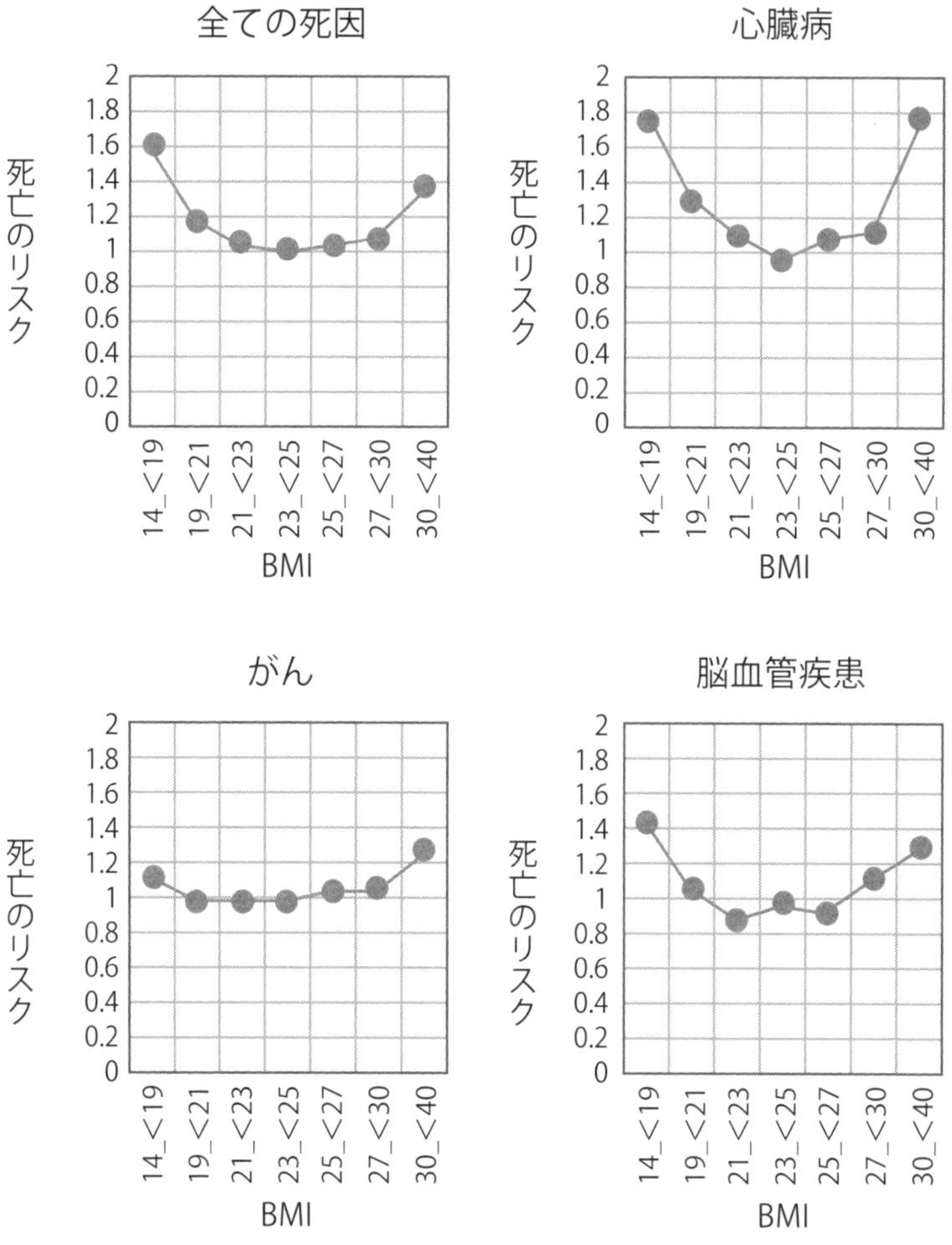

※掲載のデータを元に作成

図 16　ＢＭＩと死亡率の関係（男性）
(Sasazuki, S. et al.)　（※ 31）

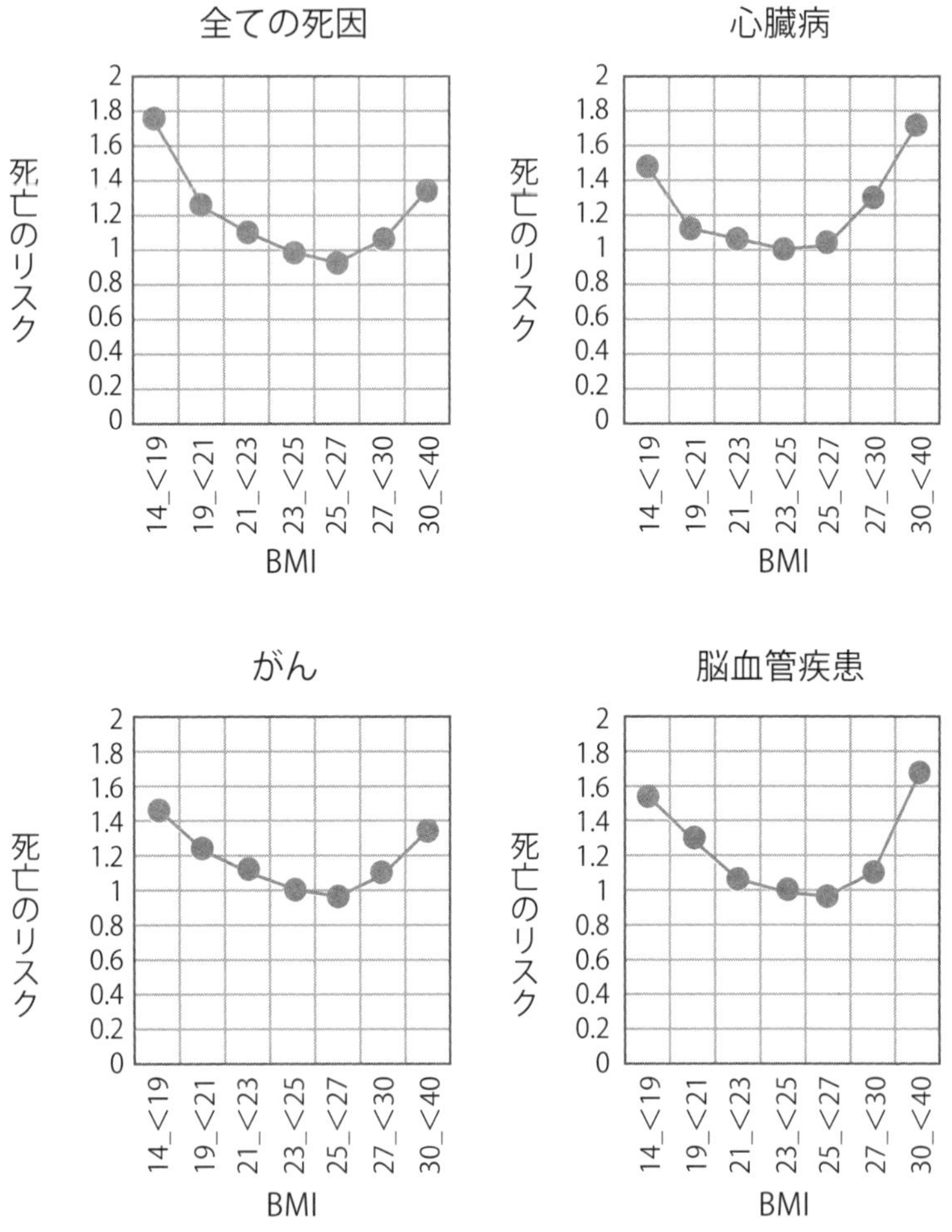

※掲載のデータを元に作成

糖質制限でも栄養のバランスに気をつけよう

人はタンパク質が不足した時には、肉、魚、卵、乳製品などをやたらに食べたくなります。私たちには、このような「タンパク質欲」という本能があります。

タンパク質は食べすぎると、食べたくなくなります。

私たちには、タンパク質を必要以上摂らないようにする本能があるのです。

どこの国でも、カロリーベースでおよそ15％のタンパク質しか摂っていないのです。

そのため、肉体を使う激しい仕事や激しい運動をする人以外は、プロテインサプリは利用しないほうがよいと思います。

タンパク質はアミノ酸がつながったものですが、摂りすぎると余ったアミノ酸を分解処理しなければなりません。

アミノ酸には、窒素やイオウが入っているので、糖質や脂質より分解処理が大変です。

高齢化すると、タンパク質が不足してもタンパク質を欲しがらなくなります。そのため、**高齢者は、タンパク質不足に気をつける必要があります。**

脂質、ビタミン類、食物繊維は、不足しても摂取欲を強くは感じません。これに対して糖質は、余計に食べたいという欲求が非常に強いものです。このため、つい摂りすぎて太ってしまいます。

ミネラル類はナトリウムについては、不足すると強い摂取欲を感じます。ビタミン類とミネラル類については、普通の食事をしていれば、不足することはありません。ただし、ベジタリアンやビーガン（完全菜食主義者）の方は、ヨウ素、鉄、亜鉛、ビタミンB12が不足がちになります。

ヨウ素とビタミンB12は海藻類に入っているので、海藻を食べるようにしてください。**鉄と亜鉛は肉と魚に大量に入っているので、ベジタリアンやビーガンの方は、必ず不足します。**十分に注意してもらいたいと思います。

結局、すべての栄養素について、不足すると何らかの摂取欲を感じるので、本能に従って食べるというのが原則です。

ただし、「本能に従う」ということは、「好きなものを食べる」とは違います。

「本能に従う」とは、「体調のよくなるものを食べる」ということです。

医師の「食べてはいけない食品」は無視していい

大腸の酪酸菌を増やすフラクトオリゴ糖類FOSを摂っている方は、「牛乳は摂るな」「小麦は食べるな」「加工肉は危険」などと主張する本は無視してください。

大腸の状態がよければ、何を食べても健康を大きく損なうことはありません。

WHOは「赤身肉」を「発がん性あり」としていますが、これも無視して結構です。

また、野菜の農薬も気にする必要はありません。

農薬よりも、糖質をたくさん摂取するほうが、はるかに健康を害します。

抗生物質を頻繁に服用して腸内フローラを悪化させることも、非常に健康を害することです。

実は、魚にはダイオキシン類と水銀が多量に含まれています。

ダイオキシン類も水銀も、人間が環境中にばらまいてしまったものです。

また、野菜や穀類にも有害物質は含まれています。

たとえば、米にはカドミウムが含まれています。

これは、土壌にもともとあるものなので、しかたありません。

食品中のダイオキシン、水銀やカドミウムなどの重金属も、低い含有量であれば、あまり気にする必要はありません。

このような有害物質を気にしていると、食べる物がなくなってしまいます。

大腸の酪酸菌を増やすこと、糖質を制限することで、最高の体調が維持できます。

ビタミンDを使った病気の治療と予防

水虫、ニキビ、頭皮湿疹はビタミンDで治る

ここで説明する水虫、ニキビ、頭皮湿疹を治す方法は私が開発したものです。

みなさんから、ご家族、親しい人たちにもお伝えしていただければ、大変嬉しく思います。

私は、２０１８年より、酪酸菌を増やす食物繊維を販売し、約10万人のアレルギーを改善してきました。

ところが、酪酸菌を増やしても、水虫、ニキビ、頭皮湿疹などの体内に侵入した細菌とカビを抑えることはできませんでした。

そこで、微生物の活動を抑える方法の開発を開始しました。

研究の結果、2020年には、ニキビのアクネ菌（細菌）、頭皮湿疹のマラセチア菌（カビ）、水虫の白癬菌（カビ）を抑える方法を確立しました。

方法は、**ビタミンD3を1日、1万〜2万ユニット摂取して、細胞のディフェンシン（細菌やカビを殺すタンパク質）の生成量を増やすことで、細菌とカビを殺す**というものです。

この方法の有効性は、1000人以上で確認しました。

その結果、**改善率は100%**でした。

また、水虫、ニキビ、頭皮湿疹は1週間以内に劇的によくなりました。

ビタミンD（ビタミンD3）は皮膚で紫外線を浴びると、体内の7―デヒドロコレステロールから生成されます。

ところが、現代人は、紫外線を浴びる時間が非常に少ないため、食品から摂取する必要がある状況です。

食品では、魚と乾燥キノコに多く含まれていますが、生のキノコにはわずかしか含まれていません。

なお、私たちの皮膚で生成されるビタミンＤはＤ３で、魚に入っているものもＤ３、キノコに含まれているものはＤ２です。

骨軟化症を防ぐために最低限必要なビタミンＤは、魚を１日１００g摂れば十分です。ところが、体内の微生物をコントロールするには、魚を毎日１kg以上摂る必要があります。

また、日光浴の場合、同量の１万ユニットを得るためには、夏は野外で数時間、肌を露出すれば十分ですが、冬は１万ユニット生成するのは非常に困難です。

ですから、体内の微生物をコントロールするためには、サプリメントの利用が現実的な方法です。

実は、ビタミンDの過剰障害はない

人が体内でつくるビタミンD３は、１９１９年、イギリスのエドワード・メランビィによって、くる病や骨軟化症を劇的に改善する物質として発見されました。

その後、１９３５年、ドイツのアドルフ・ウィンダウス（１９２８年ノーベル化学賞受賞）によって化学構造が解明されました。

ビタミンDは発見されると、すぐに過剰障害が指摘されるようになり、各国で摂取推奨量と摂取上限が決められました。

現在、厚生労働省のホームページには、このように書かれています。

「血中ビタミンDの量が多くなりすぎた場合、有害となり得ます。毒性の兆候には吐き気、嘔吐、食欲不振、便秘、脱力感、体重減少などが挙げられます。そしてカルシウムの血中濃度を上昇させることにより、過剰のビタミンDは、錯乱、見当識障害、心拍リズム異常を発生させることがあります。また、過剰なビタミンDは腎臓を損傷するおそれがあります。」

そこで、私は、「人が摂取上限を超えた量によって障害が発生した」という論文を探してみました。

ところが、このような論文を見つけることができませんでした。

逆に、「**摂取上限を超えても何の障害も起こらない**」という論文はたくさん見つけることができました。

これらの論文の中に、人に対するビタミンDの安全性・毒性試験を行った論文を、網羅的に紹介しているレビューがありました。

このレビューでは、ビタミンDの人に対する安全性・毒性試験を実施した論文20報を引用し、「まったく毒性がない」という結論を報告しています（※32）。

引用した論文のうち7報で、1日の摂取量が1万ユニット以上であり、中には、10万ユニット/日を6年間、2000人以上の成人で調べている論文もあります。

1万ユニット/日摂取以上の論文を含めて、すべての論文で、ビタミンDの過剰摂取は

25（OH）Dの血中濃度は上昇させるが、血漿中および尿中のカルシウム濃度に異常は起こらず、健康状態にも異常はなかったと報告しています。

ビタミンDの摂取上限は厚生労働省によって4000ユニット／日と決められています。

一方、私の実験では、1000人以上の方が水虫、ニキビ、頭皮湿疹を抑えるため、数年以上の期間、毎日1万〜2万ユニット摂取しています。

しかし、厚生労働省がホームページで書いている**過剰障害はまったく起こっていません**。

夏季に日光浴をすれば、ビタミンDは1日で2万ユニットほど生成されるので、厚生労働省が決めている4000ユニットの摂取上限に従えば、夏季に日光浴をすることは大変よくないことになります。

また、夏季に農業者や漁師が、野外で仕事をすると過剰障害が起きることになります。

人間は長い狩猟採集時代を過ごしてきました。

何十万年もの間、裸で紫外線を浴びて生活してきました。

2万ユニット程度のビタミンD3を、毎日、生成してきたのです。厚生労働省の決めているビタミンDの摂取上限4000ユニット／日は、何の根拠もない数字なのです。

私の結論は、

「**人に対しては、非活性型ビタミンDの摂取による過剰障害の報告はなく、過剰障害は存在しない**」

です。

なぜビタミンDが体内の微生物を殺すのか？

ビタミンDは体内では、肝臓で25（OH）Dに変換され、腎臓で活性型の1、25（OH）Dに変換されます。

体内でビタミンDとして機能するのは、活性型ビタミンDだけと考えられてきました。

前に紹介したビタミンDの安全性・毒性試験では、ビタミンDを過剰に摂取すると、25（OH）Dの血中濃度は上昇しますが、活性型ビタミンDの血中濃度は上昇しないことが確認されています。

水虫、ニキビ、頭皮湿疹などの原因微生物を殺すには、ビタミンDを過剰に摂らないと、まったく効果がありません。

もし、活性型ビタミンDが原因微生物を殺す作用の中心とすれば、4000ユニット／日摂取でも、2万ユニット／日摂取でも、活性型ビタミンDの濃度は同じなので、4000ユニット／日摂取でも、水虫、ニキビ、頭皮湿疹は抑えられるはずです。

ところが、私の実験の結果、4000ユニット／日ではまったく抑えられず、1万～2万ユニット／日の摂取をすることで抑えることが可能になりました。

この事実を考察すると、ビタミンDの体内の細菌とカビを殺す作用は、活性型ではなく、活性型の前駆物質25（OH）Dである可能性が高いと考えられます。

ビタミンD1万～2万ユニット摂取は、水虫、ニキビ、頭皮湿疹だけでなく、歯周病、副鼻腔炎、上咽頭炎、ピロリ菌感染、非結核性抗酸菌症（NTM症）など、さまざまな免疫系で抑えることができない細菌およびカビ感染症の治療に使用できます。

ビタミンDが体内の細菌とカビを殺すメカニズムの解明が待たれます。

なお、ビタミンDは細菌とカビに対して、あたかも抗生物質のように作用しますが、耐性菌が発生しないという点で、抗生物質とは異なります。

ビタミンDの殺菌作用は、永久に続きます。

しかも、すべての細菌とカビに有効なのです。

ピロリ菌は除菌しなくてもビタミンDで無害化できる

ビタミンDは体内のあらゆる細菌とカビの活動を強く抑えます。

ピロリ菌の活動を抑え、胃がんの発症を抑える可能性が高いと考えられます。

ピロリ菌除菌のデメリットは、食道がんの発生リスクを上げることです。これは、胃にピロリ菌がいなくなることによって、胃酸が増えることが原因です。ピロリ菌を除菌したくない方は、ビタミンＤのサプリメントを利用して、胃がんを予防することをおすすめします。

次に、ビタミンＤの細菌とカビを殺す作用以外の健康効果について説明します。ビタミンＤの健康効果は膨大な種類が報告されています。ここでは、がん予防とフレイル予防の２点について説明します。

ビタミンＤはがんを予防する

ビタミンＤのがんを予防する可能性は、１００年以上前から指摘されていました。紫外線の照射が少ない高緯度ほど、がん発生率が高かったのです。

最近では、多くのコホート研究（長期間の追跡研究）で「**ビタミンDの血中濃度が高いとがん発生率が下がる**」ことが確認されています（※33—35）。

また、ビタミンDをがん治療に使っている医師もいます（※36）。

すい臓がんもビタミンDで予防できる

すい臓がんは、スティーブ・ジョブズ氏や星野仙一氏の命を奪ったがんとして知られています。

がんの中で最も5年生存率が低く、男性のがん死亡者数4位、女性のがん死亡者数3位という極めて危険ながんです。

すい臓は膵管《すいかん》で十二指腸につながっているため、小腸内の微生物が自由に入ってくる環境です。ですから、無数の小腸内微生物が侵入している臓器なのです。

実は、「すい臓がんは小腸内微生物が発生させる」と疑われています（※37）。

特に、脂漏性皮膚炎（頭皮湿疹など）の原因菌であるマラセチア菌が疑われています。

マラセチア菌の活動はビタミンD1万～2万ユニット／日摂取で、完璧に抑えることができます。

ビタミンDは、マラセチア菌以外のすい臓で生息しているあらゆる細菌やカビの増殖も抑えます。

多くの人が**ビタミンDを摂取するようになれば、すい臓がんの発生数は劇的に減る**はずです。

ビタミンDは筋肉の萎縮を抑えてフレイルを防ぐ

ビタミンDは筋肉の萎縮を防ぐことでも有名です（※38―40）。

フレイルを防ぐため、高齢者は積極的にビタミンD3サプリを摂ってください。

高齢者には、ビタミンD3サプリの利用を、強く推奨します。

関節リウマチ、潰瘍性大腸炎などの自己免疫疾患の治し方

ここでは、抗生物質の服用が原因で起こる代表的な病気である自己免疫疾患の治し方を説明します。

自己免疫疾患では、以下の病気が高頻度で起こっています。

関節リウマチ、膠原病（全身性エリテマトーデス）、多発性硬化症、シェーグレン症候群、特発性血小板減少性紫斑病、バセドウ病、橋本病、好酸球性副鼻腔炎、好酸球性胃腸炎、潰瘍性大腸炎、クローン病、掌蹠膿疱《しょうせきのうほう》症、尋常性乾癬《かんせん》、間質性肺炎など。

このような病気になると、病院では免疫抑制作用のある薬で免疫を抑えます。

自己免疫疾患は免疫細胞が自分の細胞を攻撃して起こるので、免疫を抑制すれば症状はよくなります。

ところが残念なことに、薬を止めれば症状がぶり返します。つまり、対症療法なのです。

根本的に治したい方は、次のステップを試してみてください。

1. 第4章の「下痢の治し方」と「腸内フローラの整え方」を行って、腸内の病原性細菌を減らして、酪酸菌を増やす。

2. 治療中はフラクトオリゴ糖FOSを30g以上／日で摂り続ける。

3. 自己免疫疾患は、必ず細菌やカビが関与しているため、それらの作用を抑えるビタミンD3を1万ユニット／日で摂取する。症状がよくならない場合は、2万ユニット／日以上を摂取する。

おわりに

年間５０００件のお悩み相談のほとんどは便秘と下痢だった

私は２０１６年４月に東京大学を定年退職し、２０１７年３月に減塩レストラン「カフェ５００」を開店しました。

その後、１年６カ月の間、減塩レストランを営業して、毎日料理をつくり、お客さんの話を聞いて過ごしていました。

減塩レストランなので、お客さんの平均年齢は70歳以上。

当然、悩みは健康のことです。

「糖尿病はどうしたら改善するの？」

「肌がかゆくてしょうがない」

「血圧はどうして下げるの？」

などの話を毎日聞いていました。

ところが、なぜか便秘と下痢についての悩みは、ほとんど聞きませんでした。

おそらく、便秘と下痢は人に話しにくいことだったからだと思います。

しかしある時、酪酸菌を増やす食物繊維を販売し始めると、電話やメールでの問い合わせが殺到しました。

問い合わせのほとんどは、便秘と下痢だったのです。

「酪酸菌を増やす食物繊維が花粉症を改善する」と謳って販売しましたが、実は、便秘や下痢も改善することは分かっていました。

その酪酸菌を増やす食物繊維の販売を始めて1年くらいたつと、便秘についても、下痢についても、それぞれ非常に深刻な症状で悩んでいることが分かってきたのです。

たとえば、下痢で悩んでいる人は、毎日下痢をしているのです。

ある女子高校生は、「大学に進学したいけれど、下痢が毎日起こるので電車に乗れない」と話してくれました。

また、ひどい便秘の方は、「便が出なくて、棒を肛門に突っ込んで、ほじって出している」と打ち明けてくれたのです。

「病院で診てもらいましたか?」と聞くと、下痢や便秘がひどい方全員が、「病院に行っても治してくれない」と言うのです。

そこで、私は悪性の便秘や悪性の下痢をどうして治すのか、検討を始めました。時間はかかりましたが、２０２０年春には、これらの問題は解決されました。

ホームページに「無料で下痢を治します」という案内を載せたのです。

便秘については、実は、悪化しているのはアントラキノン系刺激性下剤の使用者だけだったため、個別に電話で相談を受けることにしました。

このような経緯から、この本では、私が開発した「下痢の治し方」と「便秘の治し方」について報告することになりました。

また、この本では、酪酸菌を増やすとどのような効果があるかについての新しい知見や、体内に入り込んだ細菌やカビを殺して、水虫・ニキビ・頭皮湿疹などを改善する方法についても紹介することにしました。

消化器内科医療の混乱について

私は、前著『花粉症は1日で治る!』では、病院で行っているアレルギー治療について、「根本治療の開発が遅れており、対症療法ばかり行っている」と問題点を指摘しました。

現在でも、根本治療は「舌下《ぜっか》免疫療法」しか行われていません。

舌下免疫療法では5年ほどかかり、成功率も高くないという状況です。

この本では、消化器内科の問題点を指摘しました。

消化器内科でも、アレルギー治療と同様に対症療法が中心でした。

便秘については、便を柔らかくして流し出す薬物療法が中心で、それ以外の方法は無視されています。

私が考える**便秘の根本治療は、「生活習慣によって蠕動運動を活発にして便通を改善する」方法**です。

病院で行っている、便秘改善法は患者が喜ぶ方法とは程遠い状況です。

下痢の改善では、病院の対応はさらにお粗末です。

患者は治してもらえないばかりか、あたかも精神疾患患者のように扱われたりするのです。

私は、この状況を知り、驚くより呆れました。

そんな中でも、医師の中には患者のことを考えて治療にあたる人たちもいました。そう、FODMAP制限食です。

FODMAPは小腸で分解されず、大腸で分解される糖類のことです。

私も「酪酸菌を増やすために使用している、FODMAPの一つであるフラクトオリゴ糖類FOSが約10人に1人の割合で下痢を起こす」ことを観察しています。

ですから、FODMAPを摂らないということは、下痢を抑えるには有効です。

ところが、私は、すぐに、「**この方法は根本治療ではない**」と判断したのです。

なぜなら、しばらくフラクトオリゴ糖類FOSを摂らないでいても、もう一度摂ると下痢が起こるからです。

FODMAP制限食で過敏性腸症候群を改善するというアイデアは、オーストラリアのモナシュ大学で提案されたものです。

現在でも、モナシュ大学のホームページで「FODMAP制限食で過敏性腸症候群が治る」と誇らしげに案内しています。

モナシュ大学の考案したFODMAP制限食について、過敏性腸症候群に対する効果を確認するため、多くの臨床試験が行われました。

その結果、効果が認められたのです。

ＦＯＤＭＡＰ制限を行っている間は、下痢は起きないのですから、臨床試験で効果が認められるのは当然です。

問題は、「ＦＯＤＭＡＰ制限を止めると下痢が起きる」ことです。


過敏性腸症候群改善法がこのように混乱していたので、私は根本的改善法の開発を始めました。新しい治療法の開発は簡単でした。

実は、「ＦＯＤＭＡＰを摂取しないと下痢は起きず、摂取すると下痢が起きる」という現象にヒントがありました。

私は微生物学者ですので、この結果は「ＦＯＤＭＡＰを摂ると下痢を起こす細菌が増えている」ということを明確に示していることが、瞬時に分かりました。


では、どのようにしてこの病原性細菌を減らすのか？

減らす方法を考えればいいということになります。

病原性細菌は莫大な種類があります。種類を特定するには、時間のかかる実験をしなければなりません。

さらに、実際にはまだ知られていない未知の病原性細菌も多いので、細菌を特定するのは非常に困難だと考えました。

そこで私は、

「どんな病原性細菌でも、すべてを除去する方法を考案すればよい」

と考えたのです。

そのため、母乳栄養の乳児が腸で行っている、「**ミルクオリゴ糖」による雑菌除去の仕組みを、過敏性腸症候群患者に適用**することにしました。

これが第4章で書いた「下痢の治し方」です。

私はこの方法で約700人の下痢を治しました。

この改善はすべて無料で行いました。

改善の成功率は99％以上で、治った方には多くの自称シーボ（小腸内細菌異常増殖）の方がいました。

この結果、過敏性腸症候群は簡単に治ること、シーボは存在しないことが分かりました。

本書では、この方法を多くの方に実践してもらうために公開しました。

「下痢の治し方」と「腸内フローラの整え方」の重要性

本書では、「下痢の治し方」と「腸内フローラの整え方」を紹介しました。

これらの方法は、基本的には、抗生物質服用後の対応です。

抗生物質は過敏性腸症候群以外にアレルギー、自己免疫疾患、炎症性腸疾患、炎症性精神疾患、若年性がん、パーキンソン病、発達障害など非常に多くの病気を引き起こしています。

私が提案する「下痢の治し方」と「腸内フローラの整え方」を抗生物質服用後に行っていただければ、これらの病気を予防できる可能性があります。

新しい下痢と便秘の治し方を、まずは日本で普及させたいと考えています。

この方法がどれくらい病気の予防に有効かは、長い時間をかけないと分かりません。

広く普及し、コミュニティ全体のデータを分析すれば、その効果は確認できます。

私が全国に普及させたい理由は、効果に自信を持っていることと、副作用がなくて安全だからです。

認知症、がんを防いで豊かな人生を送ろう

本書では、大腸の酪酸の認知症およびがん予防について、「大腸の酪酸の長寿遺伝子活性化」という仮説を提唱し、その可能性を指摘しました。

認知症およびがんを予防できれば、高齢者の生活の質（QOL）は上がります。

しかも、これは簡単な方法で実現できることです。

ところが、この予防法の効果を確認するのには、さきほどと同じく非常に長い時間がかかります。

私は、認知症とがんの予防法を確立するつもりですが、生きている間に効果が確認できるか分かりません。

もちろん、後継の人材も養成しますので、ご期待ください。

２０２４年４月

小柳津 広志

1358, 2020
24 Routy B, et al : Gut microbiome influences efficacy of PD-1–based immunotherapy against epithelial tumors. Science 359: 91-97 2018
25 Gopalakrishnan V, et al : Gut microbiome modulates response to anti–PD-1 immunotherapy in melanoma patients. Science 359: 97-103 2018
26 Matson V, et al : The commensal microbiome is associated with anti–PD-1 efficacy in metastatic melanoma patients. Science 359: 104-108 2018
27 Aoki R, et al : Human herpesvirus 6 and 7 are biomarkers for fatigue, which distinguish between physiological fatigue and pathological fatigue. Biochem Biophys Res Commun. 478 : 424-430, 2016
28 宮川路子、人生 100 年の健康づくりに医師がすすめる最強の水素術、サンライズパブリッシング、2023
29 中村禎子ら、難消化吸収性糖質摂取による腸内細菌由来水素ガスと疾病予防ならびに重症化予防との関連性、応用糖質科学 8: 124-128, 2018
30 木田眞也、髄液と間質液の吸収機序：近年の知見に基づいた新しい仮説、臨床神経 54:1187-1189, 2014
31 Sasazuki, S. et al.(2011) Body Mass Index and Mortality From All Causes and Major Causes in Japanese: Results of a Pooled Analysis of 7 Large-Scale Cohort Studies. J Epidemiol 21 : 417-430, 2011
32 Hathcock JN, et al : Risk assessment for vitamin D, Am J Clin Nutr: 85:6-18, 2007
33 Otani T, et al: Plasma vitamin D and risk of colorectal cancer: the Japan Public Health Center-Based Prospective Study. Br J Cancer 97 : 446-451, 2007
34 Sawada N, et al : Plasma 25-hydroxy vitamin D and subsequent prostate cancer risk in a nested Case-Control study in Japan: The JPHC study. Eur J Clin Nutr 71 : 132–136, 2017
35 Budhathoki S, et al : Plasma 25-hydroxyvitamin D concentration and subsequent risk of total and site specific cancers in Japanese population: large case-cohort study within Japan Public Health Center-based Prospective Study cohort. BMJ. 2018 Mar 7:360:k671
36 古川健司、ビタミン D とケトン食、最強のがん治療、光文社新書、2019
37 Aykut B, et al : The fungal mycobiome promotes pancreatic oncogenesis via activation of MBL. Nature 574 : 264–267, 2019
38 Semba RD, et al : Low serum micronutrient concentrations predict frailty among older women living in the community. J Gerontol A Biol Sci Med Sci. 61:594-599, 2006
39 Wong YY, et al : Low vitamin D status is an independent predictor of increased frailty and all cause mortality in older men: the Health in Men Study. J Clin Endocrinol Metab. 98：3821-3828, 2013
40 Mizuno T, et al : Influence of vitamin D on sarcopenia pathophysiology: A longitudinal study in humans and basic research in knockout mice. J Cachexia Sarcopenia Muscle. 13 : 2961-2973, 2022

引用文献

1　Ugaki T, et al. Is early-onset cancer an emerging global epidemic ? Current evidence and future implications. Nat Rev Clin Oncol, 19 : 656–673. 2022

2　https://consumer.healthday.com/9-13-cancers-in-people-under-50-are-rising-worldwide-2658170131.html

3　小柳津広志、東大の微生物博士が教える　花粉症は1日で治る！、自由国民社 2020

4　Shimizu H, et al. Secular trends in the prevalence of the dementia based on a community-based complete enumeration in Japan: the Nakayama Study, Psychogeriatrics 22: 631–641. 2022

5　Saji N, et al : Relationship between dementia and gut microbiome-associated metabolites : A cross-sectional study in Japan. Sci Rep 10 : 8088, 2020

6　Honkura K, et al : Defecation frequency and cardiovascular disease mortality in Japan : The Ohsaki cohort study. Atherosclerosis. 246 : 251-256 2017

7　Odamaki et al : Age-related changes in gut microbiota composition from newborn to centenarian: a cross-sectional study. BMC Microbiology 16: 90 2016

8　Naito Y et al : Gut microbiota differences in elderly subjects between rural city Kyotango and urban city Kyoto : an age-gender-matched study. J Clin Biochem Nutr 65 : 125-131, 2019

9　デビッド・A・シンクレア&マシュー・D・ラプラント著、梶山あゆみ訳、LIFESPAN 老いなき世界、東洋経済新報社、2020

10　高杉征樹、老化研究をはじめる前に読む本—450 本の必読研究のエッセンス、羊土社、2022

11　Scales WE, et al　: Human circadian rhythms in temperature, trace metals, and blood variables. J Appl Physiol 1988 : 1840-1846, 1985

12　今井眞一郎　開かれたパンドラの箱　老化・寿命研究の最前線、朝日新聞出版社 2021

13　Imai S. The NAD World 2.0: the importance of the inter-tissue communication Mediated by NAMPT/NAD+/SIRT1 in mammalian aging and longevity control. Npj Systems Biology and Applications 2 : Article Number 16018, 2016

14　Zhang, G, et al, Hypothalamic Programming of Systemic Aging Involving IKK β , NF-κ B and GnRH, Nature 497 : 211–216. 2013

15　日本消化管学会編集、便通異常症　診療ガイドライン 2023、慢性便秘症、南江堂　2023

16　Roshanravan N et al : The effects of sodium butyrate and inulin supplementation on angiotensin signaling pathway via promotion of Akkermansia musiniphila abundance in type 2 diabetes: A randomized, double-blind, placebo-controlled trial. J Cardiovasc Thorac Res 9:183-190. 2017

17　Cani PD, et al : Akkerrnansia muciniphila : paradigm for next-generation beneficial microorganisms. Nature Reviews Gastroenterology and Hepatology 19 : 625-637, 2022

18　日本消化管学会編集、便通異常症診療ガイドライン –2023 慢性下痢症、南江堂、2023

19　Gibson PR and Shepherd SJ. Personal view: food for thought-western lifestyle and susceptibility to Crohn's disease. The FODMAP hypothesis. Alimentary Pharmacology & Therapeutics. 21 : 1399–1409. 2005

20　Furusawa Y, et al : Commensal microbe-derived butyrate induces the differentiation of colonic regulatory T cells. Nature 504: 446-450, 2013

21　エドワード・ブルモア著、藤井良江訳、「うつ」は炎症で起こる、思想社、2020

22　Luu M, et al : Microbial short-chain fatty acids modulate CD8+ T cell responses and improve adaptive immunotherapy for cancer. Nature Commun 12:4077, 2021

23　Kumagai S, et al : The PD-1 expression balance between effector and regulatory T cells predicts the clinical efficacy of PD-1 blockade therapies. Nat Immunol 21 : 1346-

小柳津 広志（おやいづ・ひろし）

東京大学名誉教授
株式会社ニュートリサポート代表取締役

1953年12月10日生まれ。静岡県出身。

1977年、東京大学農学部農芸化学科卒業。

東大生の時、担当教授の研究方針を非難すると、しばらくすると机や実験台が使えなくなったが、それでも論文を発表し続けた。その後、アメリカ・イリノイ大学留学を経て、世界中の微生物研究者に評価され、43歳の若さで東大の教授となる。

富山大学教養部助教授、東京大学大学院農学国際専攻教授等を経て、2003年より東京大学生物生産工学研究センター教授を務める。

2016年に東京大学を退職。現在は東京大学名誉教授に就く。

専門は微生物系統分類、腸内細菌学など。

2017年3月、神奈川県横須賀市に高齢者を対象とした減塩カフェ「カフェ500」をオープン。カフェのオーナーとして『世界一受けたい授業』にも出演。また、料理本も出版している。

同店でフラクトオリゴ糖の摂取をお客さんに勧めたところ、花粉症、喘息、皮膚のかゆみなどのアレルギーが改善。

フラクトオリゴ糖を主成分にした「長沢オリゴ」を2018年より販売。

全国から反響を呼び、1年で1万個の販売実績を誇る。

近著に『花粉症は1日で治る！』『コロナに殺されないたった1つの方法』（自由国民社）がある。

Special Thanks to:
料理レシピ作成：
国際中医薬膳師　髙橋かおる
出版プロデュース：
株式会社天才工場 吉田 浩
編集協力：
株式会社マーベリック　大川 朋子
奥山 典幸
校正：
株式会社鷗来堂

東大の微生物博士が教える
便秘《べんぴ》・下痢《げり》は1日《いちにち》で治《なお》る！
二〇二四年（令和六年）六月二十二日　初版第一刷発行
著　者　小柳津 広志
発行者　石井 悟
発行所　株式会社自由国民社
東京都豊島区高田三―一〇―一一　〒一七一―〇〇三三
電話〇三―六二三三―〇七八一（代表）
カバー画　さわたりしげお
造　本　JK
印刷・製本所　信毎書籍印刷株式会社